脳画像解析で1万人以上の患者を救った名医が教える

悩まない脳の作り方

はじめに　考えることと悩むことは紙一重

考えても仕方のないことが、いつまでも頭から離れない。

それが「悩み」です。

気になることも少し時間がたったり、忙しくしていたりすれば、一時的に忘れられますが、やがて再び頭の中に同じことが繰り返されます。このような繰り返しをしていると次第に、

「自分は普通の人と違うのではないか」

「自分は頭がおかしいのかも。心が病んでいるのではないか」

「自分の心理、性格が問題なのだ」

などと思い詰めるようになります。

私自身がそうでした。そこで私は、本を読むのが苦手でしたが、河合隼雄の『コンプレ

ックス』やフロイトの『夢判断』やユングなどの心理学の本を手当たり次第に読み進めました。しかし、私の悩みは一向に解決しませんでした。

「心理学の素人が、自分の心をつかむのは、空の雲をつかむようなものだ」
「どう考えても、心理学者が自分の悩みを解決しているようにも見えない」
「ならば宗教家や脳科学者はどうか。悩みから解放されているのだろうか」
次第にこのように考えるようにもなりました。

26歳で医者になってからも、まだ、私の頭の中は晴れていませんでした。ところが、それから30年たった今の自分の心は、かつて悩んでいたことが不思議なぐらいスッキリした気持ちで毎日を過ごしています。

私の悩みが落ち着いてきたのは、心理学に見切りをつけてリアルな脳へ向かい始めてからです。

リアルな脳とは、ＭＲＩ（磁気共鳴画像）という装置を使って患者の脳を撮影し、悩みを生み出す人たちの脳を凝視して観察することです。

脳は場所によってその役割が決まっており、そこが発達しているか、未熟か、が画像ではっきりと分かります。

1万人もの患者さんを診察し、情報を蓄積した結果、脳の一部の未熟な箇所が問題となり、悩みへとつながっていくことが分かりました。

画像ではっきりと問題点が視認できるということは、**人の悩みは心から生まれるのではなく、その人の脳から生まれると言えます。**

私が「悩み」にとらわれていないのは、脳の弱い部分を変えれば解消できると分かっているからです。

本書では、私が30年の歳月をかけて蓄積してきた**個人の脳画像に基づく「個人脳科学」の考えと技法を使って、脳から生まれる悩みの秘密を解き明かします。**そして、脳の未熟な箇所を使わずに、しっかりと考えられる箇所を使う、脳を強化するトレーニング法を提案していきます。

つまり本書は、「悩みを解消できる脳」の作り方の説明書と言えるでしょう。

この本が、皆さんの頭を悩ませる問題を解消するヒントになれば幸いです。

脳画像解析で1万人以上の患者を救った名医が教える
悩まない脳の作り方

◎目次

第2章 感情が生まれる脳内メカニズム

悩みと感情の線引きをする

感情を生み出す脳のしくみ

第3章 悩みを解消する脳の使い方

第4章　悩まない脳トレーニング

第1章

まず自分の脳を知れば悩みから解放される

あなたの悩みは脳から始まる

「悩み」とは脳が堂々めぐりをして疲弊することである

私たちは、日々、いろいろな悩みと闘いながら生きています。そして、悩みから早く解放されて、幸せになりたい、人生を楽しみたいと誰しもが思っています。

私は、「悩み」とは考えても仕方がないことが頭を回って、他のことができない、気分がすぐれないことであると思っています。嫌な感情は誰しもが持つものです。それを切り替えられれば「悩み」にはなりません。**考えても仕方のないことにとらわれ、嫌な感情がずっと続いて、脳の中をグルグル回り、疲弊している状態を私は「悩み」と呼んでいます。**

悩みは性格や考え方によって生まれるものではなく、脳から生まれているものなのです。そして脳は変えることができます。

私はこれまでに、人の脳を通じて、多くのことを学んできました。その中で、私が知った事実は、「自分の脳を知れば悩みから解放される」ということでした。

自分で自分の脳を見れば道が開く

これまでに、私は老若男女、１万人以上の脳と向き合い、ＭＲＩ（磁気共鳴画像）という機械を使って撮影した脳画像の診断と、個人面接を通して、出会った一人ひとりに脳の使い方、悩みの解消方法や脳トレーニングを提案してきました。

ＭＲＩとは、電磁石の磁気を利用した装置で、ドーナツのような形をした機械の中に頭を入れて30分ほど横たわると、脳を輪切りにした画像を撮影できます。その画像を見ることで、この人の脳はどこが活発に成長していて、どこがあまり使われず未熟なのかが分かるのです。その結果、その人の長所、短所、性格もある程度、脳画像に反映されて読み取ることができるようになりました。

健康な人の脳から一人ひとりの個性を分析したり、その成長をサポートしたりできるようになったことは、病気の予防や治療という消極的な目的だけでなく、自分の脳を自分で育て、新しい能力を自在に作れる時代へと脳医学の歴史が変わりつつある現状を示唆しています。

性格も脳が作り出している

ささいなことでイライラしてしまう。小さなことをクヨクヨと考え込んでしまう。なんとなくやる気が起きなくてやるべきことが進まない……。そんな性格の人は、大勢いるのではないでしょうか。

人間は、「自分でどうしていいか分からない」という状態の時に、感情がブレて悩みに変わっていきます。

置かれた状況や性格によって、悩みの内容は千差万別です。

たとえば「ささいなことでイライラしてしまう」という性格の人。頭の中では「これはイライラするほどの問題ではない」とか「イライラするのはよくない」と思っても、感情が勝手にイライラしてしまいます。そのために「こんな小さなことにイライラしてしまうなんて、どうして私はこんなに短気なのかしら」と考えてしまいます。

「人の意見に流されてしまう」とか、「ダイエット中なのに、お菓子を我慢できない」とか、「場の空気を読めない」などの問題も同様です。人は、「本当はこうした方がいい」と理性で分かっていたり、「こうしたい」と思っていたりしても、なかなか悩みを止めることができません。

時には、感情を思うようにコントロールできず反対のことをしてしまいます。そして、

「なぜ自分がこう考えてしまうのか分からない」

「どうして、同じことばかり思い出してしまうのか」

「どうして感情をコントロールできないのか分からない」

ということになり、袋小路にはまってしまうのです。しかし、**どんなに切羽詰まっても、答えは必ず自分の脳にあります。**性格でさえも、**脳が作り出しているからです。**ですから、**袋小路を脱する方法は、脳を見て、自分を理解すること。これで「分からない」が「分かる」に変わります。**

脳画像から変化を読み解く

悩める人の多くは、これまで自分の脳の成長の仕方を意識して生活したことはないと思います。ですから、「脳の使い方が変わり、脳の成長の様子が変われば、おのずと悩みが解消できます」といってもピンとこないかもしれません。

そこで、具体的な実例を紹介させてください。23ページの図1、図2をご覧ください。

これは4枚とも、ある中小企業の社長さんの脳を撮影したＭＲＩ枝ぶり脳画像です。図

1、2の左側の脳画像は右側の脳画像を撮影した1年5か月後に撮影しました。

もともと社長さんは私の経営セミナーの参加者で、会社運営について脳科学の観点からアドバイスが欲しいということで、奥さんとともに脳画像診断を受けにいらっしゃいました。

図1、2の右側の脳画像はその時に撮影したものです。この時の悩みは、「自分の決断力のなさ」に関するものでした。

ところが、社長はそれからしばらくして、仕事上で刑事事件の容疑者として警察に逮捕されるという、思わぬ苦難に直面します。20日間拘留された後に無罪放免となって釈放されたのですが、彼はこの出来事をきっかけに誰も信用できなくなり、誰にも会いたくなくなり、四六時中家にこもるようになってしまいました。さらに、会社での社長としての立場も失墜して、信頼していた社員らも一部離れていきます。その後、奥さんや社員たちのサポートもあって徐々に回復の兆しが出てきた時、その社長は、遠方で講演していた私のもとを訪れ、「今の自分の脳の状態を見てみたい」とおっしゃったのです。

脳画像の中で、黒く樹木の枝のように映っている部分が脳を使っている部分、白くなっているのが使っていない部分です。

図１　社長の視覚をつかさどる脳の部分の変化

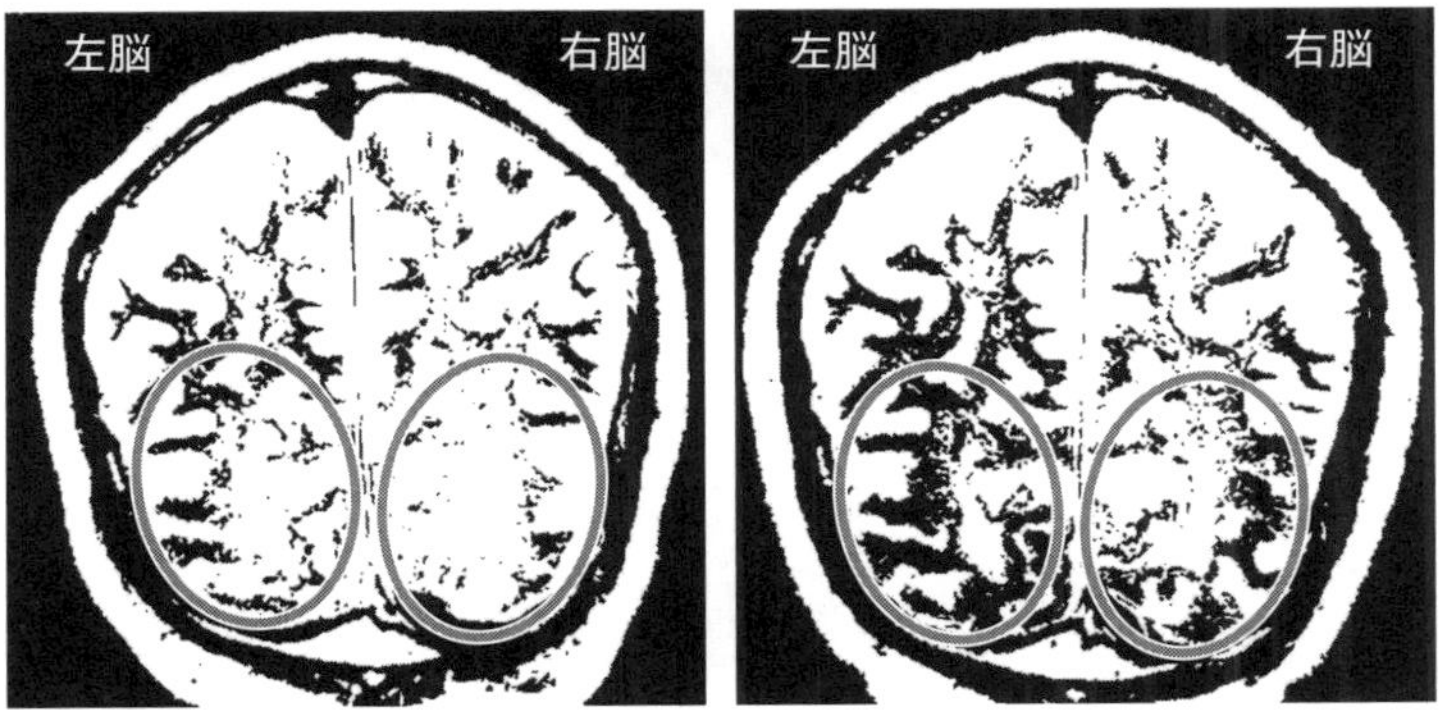

▲拘留後６か月　▲逮捕前８か月

誰にも会いたくなくなっていた

図２　社長の思考をつかさどる脳の部分の変化

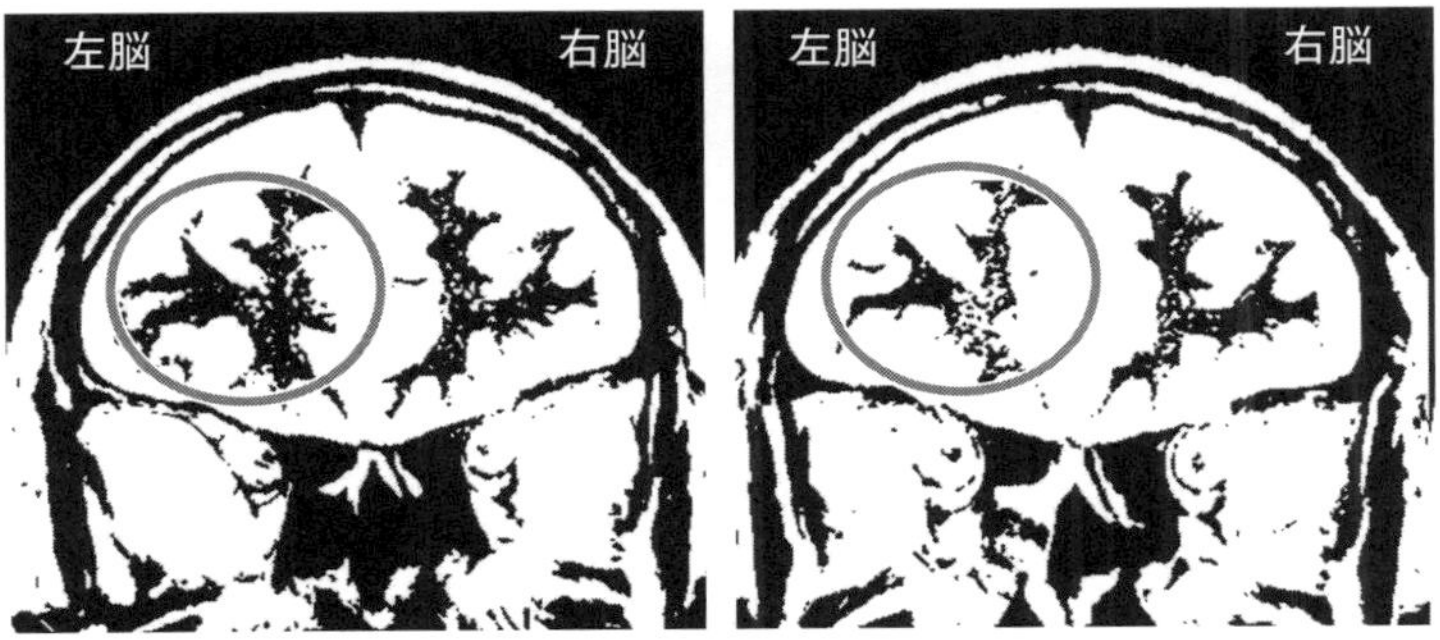

▲拘留後６か月　▲逮捕前８か月

頭の中はいつもぐるぐると回って考え続けていた

左右の2つの画像を見比べると、拘留される前とされた後では脳の黒い部分の形がまったく変わっていることが分かります。

詳細は後述するとして、社長は、拘留前のMRIの面談時には、人に会いたくないという悩みはかけらもありませんでした。

つまり、**人は経験することにより脳が変化し、それにともない悩みもまた変化していく**ということです。

悩みを解決する自分の脳を知る処方箋

悩み始めたら、まず「脳」を意識すべきだと私は考えています。悩みを生み出す自分の脳をまず知ることです。

図1、2の社長の例のように、MRI脳画像によって自分自身を見ることで、今の自分をはっきりと知ることができます。

新しい体験をして衝撃を受ければ、それをきっかけに脳も変わります。脳を見れば、衝撃的な体験が自分の脳にどんな影響を与えたのかが、客観的に分かります。悩みにつながる未発達な箇所が以前とは異なっていることも分かります。

このように、**急速に変わっていく脳に対して、いつも同じような心理学的アプローチで適応できるかというと難しいのです。変わってしまった脳が悩みを生み出しているならば、再び脳を変えれば悩みも変わるのです。**

もちろん、「脳を変えても根本的には解決できない悩み」は、少なからず存在するでしょう。

たとえば、「お金がなくて生活が苦しい」という悩みを抱えている人は、脳トレをしただけでお金が手に入るわけではありません。ただ、お金を無駄遣いしなくなる脳に変わることはできます。

また、「別れた恋人を忘れられない、ヨリを戻したい」という悩みも、脳を鍛えたところで恋人との関係を取り戻せるわけではありません。

しかし、問題との向き合い方を変えることはできます。脳を鍛えたら、別れた恋人への価値観が変わります。脳の働きが変わったためです。

悩みで仕事が手につかない人は、使える箇所を使って生活すれば、悩む時間がどんどん減って、前向きに物事を考えられるようになります。

ところが、悩み始めると、人は自分の気持ち、心がとても気になります。だからこそ、心の学問である心理学に走るのです。

でも、この藁にもすがる行動が、悩みの出入り口を分からなくさせ、悩みをさらに深くするのです。**心理学的アプローチに比べて、自分の脳をMRI画像から知ることは、自分の強い箇所、すなわち、問題を解決できる箇所と、悩みやすい未熟な箇所を区別して対処できるようになります。**

脳の成長の違いを知る「個人脳科学」

多くの人は、心をコントロールできずに悩み、それは、自分の性格のせいであると考えます。

「ささいなことでイライラするのは、私の性格が悪いからだ」

「私は意志が弱いから、ダイエットが長続きしない」

そして、

「この性格は生まれつきのものだから、今さら直しようがない」

とも思ってしまいます。そこで、心理学を知って自己分析をして自分の性格を変えたり、心の持ち方を変えたりしようと思うのです。もしそれを実践して悩みが解消されるなら、そもそも、悩みと言えるほどのことではなかったのかもしれません。

私が始めた個人の脳の成長の違いに基づく「個人脳科学」は、まずそれらと決別することから始まりました。心理、すなわち、実態がよく分からない心を理論的に考えるやり方は、各々が心理学者になるようなもので、心理学者の真似ができない人には通用しないことになります。つまり、**無知な人の悩みは解決しないことになります。悩みはエリートだけが解決できるものではないはずです。**

心はコントロールできません。実体があるか、ないか、分からない心は一生かかっても不可解なものです。そもそも、**実体が捉えにくい心をコントロールしようとしていることが間違いなのです。**

心理学は心の理論というぐらいですから、悩みがもし、理論とおおかた合っていないことから生じていたら、心理学的アプローチは個人々々には的を射ないことになります。

人には人それぞれの人生があり、それによって脳の成長過程があります。自分の脳は世界でたった一つ、唯一のもの。だから、心理学の一般的な理屈が当てはまるところがあっ

図3　脳が悩む仕組み

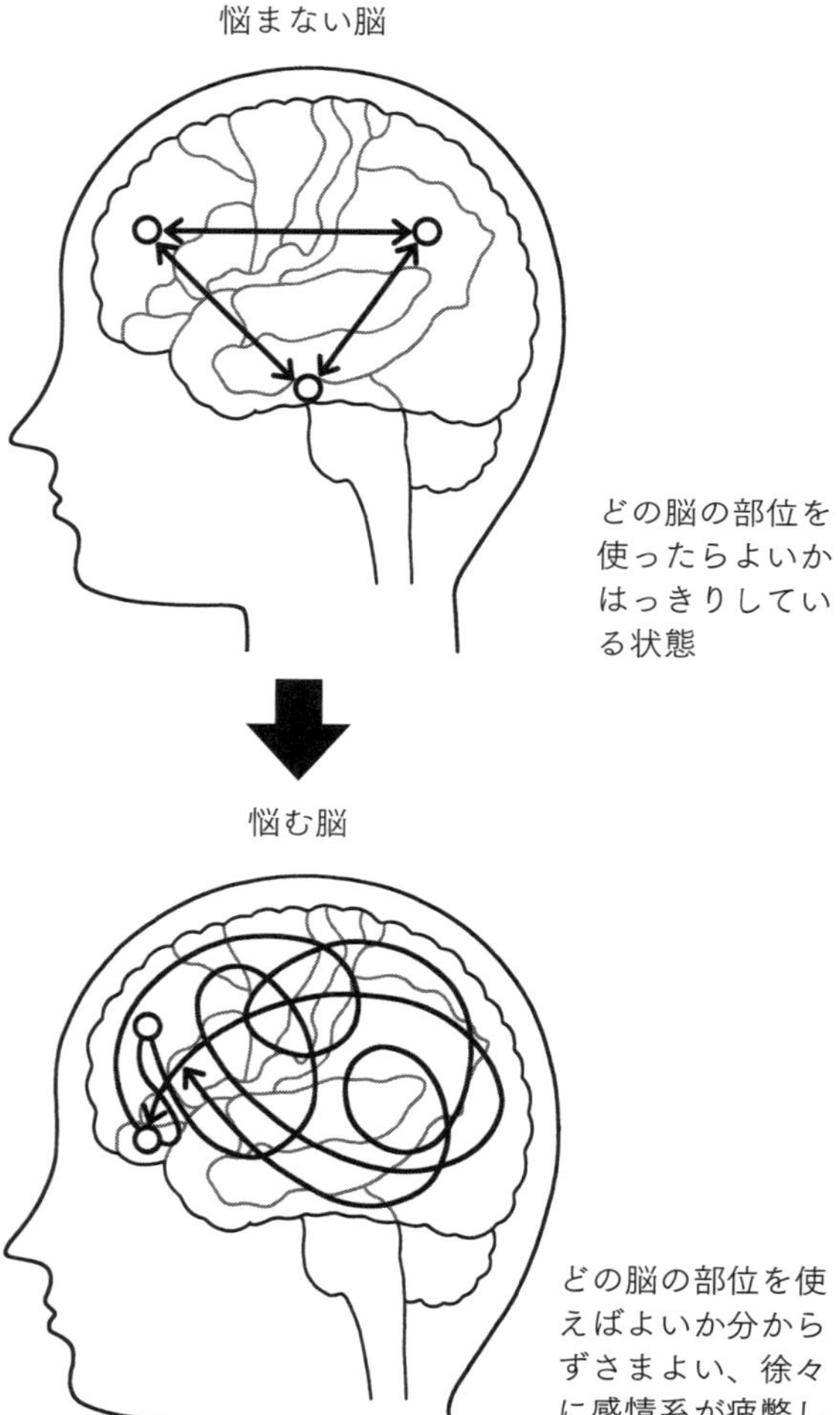
悩まない脳
どの脳の部位を使ったらよいかはっきりしている状態
悩む脳
どの脳の部位を使えばよいか分からずさまよい、徐々に感情系が疲弊していくても、すべてではないはずです。

人の性格は、その人の人生から作られたその人の脳に起因するものです。自分の性格で悩むなら、心が悩むのではなく、脳が悩むのです。

図3に示したように、脳が悩むとは、脳の中を延々と答えを探してさまよい、マイナスな感情があふれている状態を言います。

この出ない答えを求めて回り出す脳の仕組みさえ理解すれば、悩むのではなく、考えることができるようになります。つまり、悩みの正体は自分の心ではありません。自分の脳にあるのです。

自分の脳なら、自分でトレーニングして変えることができます。実体があるからこそ、悩みは変えたり、消したりできるのです。

私は、心は脳という媒介を通じて表現されると考えています。ですから、脳という心の媒介装置を強化すれば、心も強化されると考えています。脳を鍛えれば、脳から生じた悩みは、コントロールし、解消することができるのです。

心理学との付き合い方を誤るな！

10代から20代にかけて、私自身を悩ませたものが、心理学的考察でした。**自分の脳を知るべきなのに、脳を知ることができない心理学に振り回されていたのです。**簡単に言えば、当時は、脳を知る方法がなく、代わりとしてあるものが心理学や精神論、哲学論だったということになります。そこで、お決まりのように心理学に手を出している間に、悩みが解決するというより、心理学の勉強をしている最中は、脳の使い方が変わって、悩みを少し忘れているという程度で、心理学が何ら自分の悩みを解決していないことに気が付きました。

たとえば、同級生はスラスラと音読できます。音読が苦手な私は、「自分は頭が悪い、回転が遅い」と思いました。そこで、音読の練習が足りないと考えて、何回も練習します。しかし、改善しません。このような、学習障害の中の音読障害は、心理学では解決しないのです。

小学生の時、音読障害のために、人前に立つだけで緊張し赤面していました。その時は緊張するのは心の問題と言われました。しかし、脳の医者になって分かったのですが、このような状態になるのは、音読時に脳がうまく機能せず、まるで吃逆のように詰まった感じになることが原因でした。こうなると血圧も上がりやすく、赤面するのは生理的に自然な反応です。脳の中の音読をするための回路がつながっていないため、スラスラと音読できないのです。**感情のブレはその際の二次的な反応であり、これが解消されなければ悩みとなっていくのです。このような悩みに、心理学を当てはめても、見当違いなのです。**

私も長らく苦しみました。それが、脳を知りたいと思ったきっかけの一つでもあります。今では大勢の前で話しても、赤面したり、言葉に詰まったりすることはなくなりました。

心理学からいったん離れることも選択肢

脳には、思考をつかさどる領域が前頭葉にあります。この思考をつかさどる領域は、自分の目的をはっきりさせて、知れば知るほど、その目的を実行しやすくなります。これは、前頭葉の脳細胞が、目的に反応しやすいためです。フロイトやアドラーの時代には、確認できなかった脳の生理学的な反応が、現在ではｆＮＩＲＳやｆＭＲＩなどの脳機能計測法によって確認できるようになっています。もちろん、心理学的なアプローチのすべてが脳科学の技法で、脳計測できるわけではありません。

人は、時間の推移とともに、経験を重ね、脳に記憶が蓄積していきます。実際に、脳の成長は経験によって促されます。しかし、この経験がある種、悩みになり、脳の成長を妨げ、人生を不快なものにするのです。

過去の記憶をたどろうとすれば、左脳と右脳にある2つの海馬が活動することが現在では分かっています。当時は見ることができなかった海馬も、現在では容易に画像化することができます。

私は、自分の脳、他人の脳の実態を十分に確認した上で、心理学を使うなら使うべきだと考えています。

脳は、過去からの記憶がいっぱい詰まっています。過去がなくなるということは認知症に近づくことにもなりかねません。心理学の泰斗・フロイトが言ったとおり、過去は、脳の働きに重要な役割を与えています。アドラーの目的論も、勇気も、未来に向かって成長していく脳に必要なことは明らかです。

それを前提にするならば悩んでいる人の脳を見た後の心理学的アプローチは、有効です。

たとえば、ウェクスラーの知能検査や記憶検査などの一般的な知的能力・認知能力・記憶に関する検査は、項目ごとに数値化することができます。これらの数値は、MRI脳画像との関連性も研究され始めています。**脳から得られた情報と、心理学的アプローチによ**

って得られたデータを、現在では、結びつけて考えることができるのです。

ところが、高次脳機能障害があったり、脳に器質的な病変があったりした場合には、心理学的アプローチだけでは、悩みに対して歯が立たなくなります。

脳の部分的な障害や病変によってＩＱの数字が低くても高くても、その数値からは脳の形状を想像しにくいためです。逆に、ＭＲＩ脳画像からはある程度、心理検査の結果は推測できるのです。どこの脳の場所が損傷しているから手足が動かないとか、人の話を聞くのが苦手だといったことが、分かります。

また、仮に、話すことが苦手だという場合、話せない理由は脳を見ないとどこが原因か特定できません。

脳の中では、会話が苦手なのか、相手が何を考えているか分からないのか、話す内容が整理できないのか、などいろいろな原因があり得ます。このような場合、脳を見なければ、ぐるぐると空回りしている原因は特定できません。ですから、話し方のトレーニングをしても、効果は当然上がらないでしょう。

次は、悩みが生まれる脳という器官について説明していくことにしましょう。

悩みを生み出す脳の取り扱い方

脳は場所によって働きが異なる

そもそも脳は、どのような役割を果たしているのでしょうか。

感情を生み出す？
物事を考える？
体を動かす指令を出す？
記憶する？

どれも正解です。もちろん、これだけではなく、他にもたくさんの機能があります。脳科学が発達する以前、脳は、食べ物を消化する胃や、栄養を吸収する腸と同じように、何か一つの働きだけをする器官だと考えられていました。

しかし、フロイトやアドラーの心理学全盛期の時代から、脳研究はさらに進み、他の臓器とは一線を画すほど、脳は複雑で、たくさんの機能を持っていることが明らかになりました。今では常識になりましたが、私たちが呼吸したり、昔の記憶を思い出したり、複雑な仕組みを考えたりできるのは、すべて脳が働いているからです。

脳は、これらの機能をすべて同じ一つの場所で行っているわけではありません。**脳は場所ごとに働きが違っています。そして、役割を部位ごとに分担しながらたくさんの機能をこなしています。**私たちが何かを考えたり、本を読んだりする時、脳全部を使うのではなく、その作業に関連する部位だけを働かせて動作を実行しているのです。

こういった脳の仕組みを捉えやすくするために、「脳番地」という考え方を紹介しましょう。

「脳番地」とは何か

「脳番地」とは、脳を、働きが異なる場所ごとに分けて一つひとつに番号を振り、脳全体を一つの地図のように捉える考え方です。

脳は約１０００億の神経細胞からできています。その神経細胞は同じ種類のもの同士で寄り集まって、約120の集団を作っています。そして、その集団ごとに、記憶や思考、情報の整理など、たくさんの機能を分担しています。

つまり脳は、約120の細胞の集団によって構成された、一つの町内会のようになっているのです。

そこで私は、その集団にそれぞれ番地を割り当てました。たとえば、体に運動の指令を出す集団は4番、考えることを担当する集団は10番……といった具合です。それが「脳番地」です。

つまり、脳は、マルチな機能をこなす一つの器官ではなく、いろいろな機能を持った脳番地の集まりなのです。

脳番地はグループで考える

脳の構造を捉えるためには、脳番地の考え方を知っておくと便利です。しかしだからといって、約120ある脳番地のすべての場所や働きを理解する必要はありません。

脳番地はその機能ごとに、次の8つのグループに分類することができます。この8つの系統を覚えれば、脳の構造や成長の仕組みを十分に理解することができます。

1　思考系脳番地……物事を考えたり、判断を下したりする、脳の司令塔ともいえる脳番地です。前頭葉に位置しています。

2　運動系脳番地……手足や口などに指令を送り、体を動かす脳番地です。スポーツだけでなく、絵を描いたり、裁縫をしたりといった手先を細かく動かす作業も、運動系脳番地が働いてこなしています。

3　伝達系脳番地……言葉や身振り、表情などで自分の考えや気持ちを他人に伝える、コミュニケーションの分野を担当します。

4　理解系脳番地……耳や目から取り入れた情報を理解し、整理整頓する脳番地です。空間認知や場の空気を読むといったことも、この頭頂葉に位置する脳番地で行われています。

5　記憶系脳番地……感情や知識、出来事を記憶し、必要な時に思い出す脳番地です。左右の側頭葉の内側部にある「海馬」という器官が記憶系脳番地の中枢です。

6　視覚系脳番地……目で見た情報を集約する脳番地です。後頭部、目の真後ろに位置しています。

図4　脳番地MAP

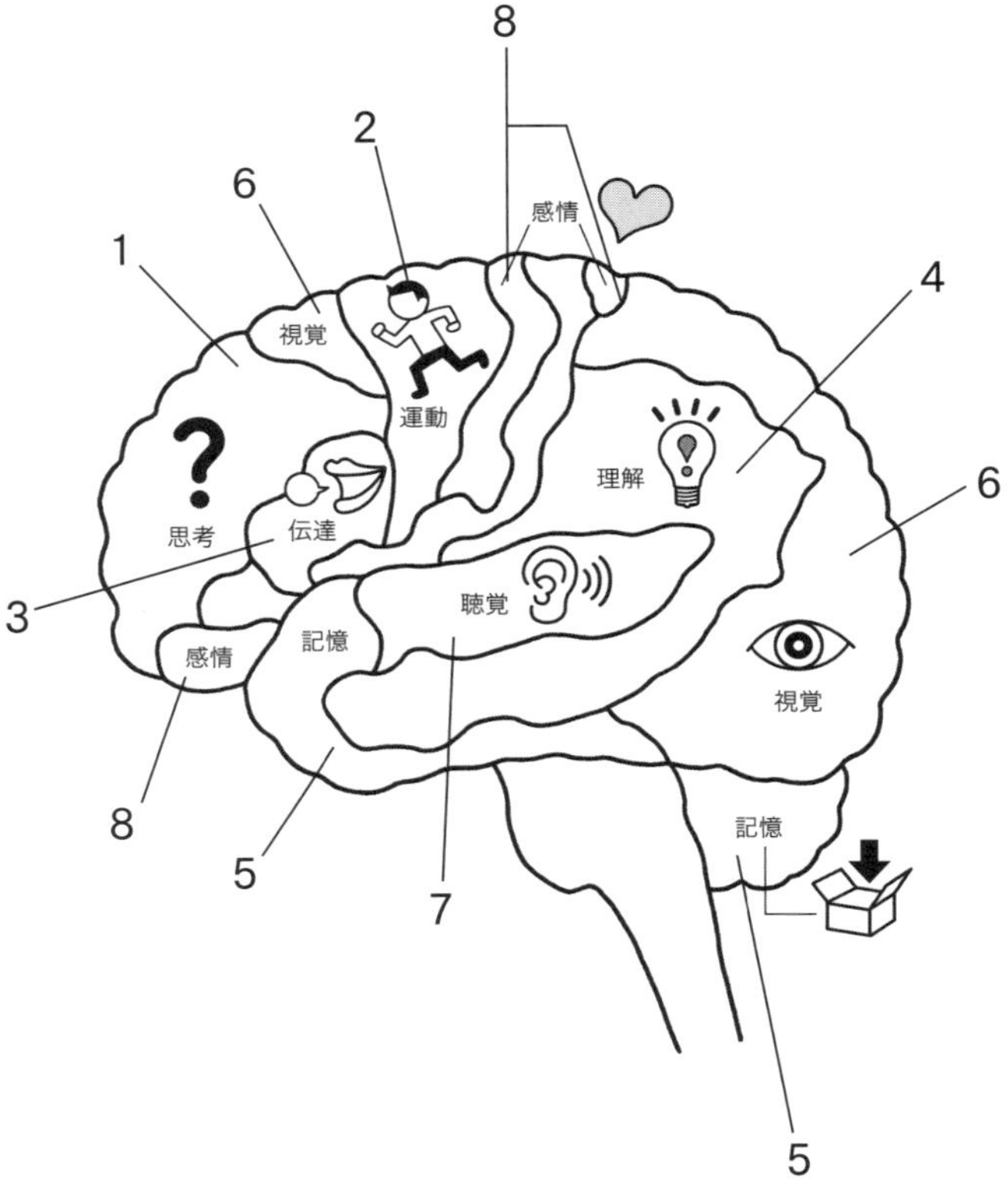

7　聴覚系脳番地……言語や音など、耳で聞いた情報を集約する脳番地です。側頭葉に位置します。

8　感情系脳番地……喜怒哀楽の感情を生み出したり、人の感情を読み取ったりする脳番地です。海馬に隣接する「扁桃体（へんとうたい）」という器官を中心に、前頭葉や頭頂葉にも存在します。

以降は、この8系統の脳番地を念頭に置いて、本書を読み進めてください。

脳は脳番地ごとに成長していく

脳はいろいろな経験を重ねて成長していく器官です。

生まれたばかりの赤ちゃんの脳番地は、ほとんど使われていない、まっさらな状態です。そこから年齢を重ねながら、さまざまな経験をして、考えたり、情報を理解したり、記憶したりすることで、人の脳は成長していきます。そして、脳は成長する時、脳番地ごとに育っていきます。**よく使う脳番地はグングンと成長し、一方、あまり使わない脳番地は成長も未熟です。**

脳番地の成長には、あなた自身の行動やあなたを取り巻く環境が強く影響しています。

現在の生活習慣や職業はもちろん、子どもの頃の家族との関係や、友達と遊んだ記憶など、たくさんの要素が関係しています。

たとえば、学者のように学問を深く追究する職業に就いている人は、一般の人よりも、物事を考えるための思考系脳番地が育っているでしょう。子どもの頃から家族とたくさん会話をして育った人は、コミュニケーションに関わる伝達系脳番地が成長しています。

脳番地の成長の仕方は人によってまったく異なるため、脳をＭＲＩで撮影すると、その形は千差万別です。学者の脳のＭＲＩ画像では、思考系脳番地がある前頭葉部分が黒々としていますし、コミュニケーション好きな人の脳の画像は伝達系脳番地がある部分が黒く映ります。

私たち人間は、一人ひとり違う人生を歩んでいます。ですから、**脳の使い方は人それぞれ違っていて、同じ脳を持つ人は世界に一人として存在しません。皆さんの脳は、自分だけの、オンリーワンの脳なのです。**

脳番地の成長差が感情のブレを生む

「悩み」と「感情」は脳では別物

脳は脳番地ごとに成長していきます。よく使う脳番地は育ち、あまり使わない脳番地は未熟です。そして、昔はよく使っていた脳番地でも、長く使わないでいると次第に衰えていきます。

私はよく、脳の成長を説明する際に、樹木にたとえます。樹木は枝ぶりや葉の茂り方が一本一本違っていて、まったく同じ形をしたものは一つとして存在しません。**同様に、人の脳も、脳番地の成長具合は一人ひとり違っています。**

樹木は太陽の光を浴びて成長しますが、脳は「経験」を重ねて成長します。たくさんの経験を積み、いろいろな脳番地を使って生活をしている人の脳は、日光をたっぷり浴びて育った樹木のようにイキイキとしています。

しかし、特定の脳番地しか使わずに生活をすることは、樹木の決まった場所にだけ太陽の光が当たっているのと同じことです。日当たりの悪い枝はどんどん枯れていってしまい、次第に木全体も元気をなくしてしまうでしょう。

私たちの脳は普通、好きなことに関わる脳番地や育っている脳番地を積極的に使いたがる性質があります。一方で、あまり育っていない脳番地を使うことは敬遠してしまいがちです。

ですから、「脳の使い方」を意識しないで心のおもむくままに脳を使っていると、好きなことに関わる脳番地は積極的に使うため、どんどん「経験」が蓄積されて育っていき、ますますそれが好きになっていきます。しかし反対に、苦手なことに関わる脳番地はほとんど使われないままどんどん衰えていき、苦手意識は一層深まってしまいます。

普段使わない脳番地をいざ使おうとすると、成長が未熟なためうまく働きません。また、未熟な脳番地が原因で他の脳番地もうまく働かなくなることもあります。すると脳は、怒りや焦りといった「マイナスの感情」を作り出します。脳の仕組みを知らないと、これらの感情がなぜ生まれるのか分からないために、「僕はどうしてこんなに短気なのだろう」とか「なんで私は、こんな小さなことをクヨクヨと考え込んでしまうのかしら」などと悩みにつながってしまうのです。


脳の成長過程で生まれる未発達な脳番地がマイナスな感情を作り出し、感情系脳番地が

連動して活動し始め、その状態が長く続くと、悩みへと変わっていくのです。しかし、未熟な脳番地を意識することでマイナスの感情を切り替えることができます。

一方で、楽しい、幸せな感情は、発達した脳番地がスイスイと働いている時に生まれやすいと考えられます。

拘留されて激変した社長の脳

「悩み」と「感情」は脳では別物。こう書くと、少し難しく思われるかもしれません。21～24ページでご紹介した社長の脳を例に、もう少し具体的に説明しましょう。

彼は、警察に逮捕され拘留されるという出来事をきっかけに、落ち込んだ気分になってしまいました。その間、彼の脳の中で何が起きていたのかというと、脳の使い方が大きく変化していたのです。

拘留中、彼は毎日警察に尋問をされ続けます。

「あの時、誰が何をしたか」

「なぜそのような行動を取ったのか」

といったことを事細かに問いただされました。記憶を思い出し、考えることを強制され

図5　新しい情報によって脳が成長するイメージ

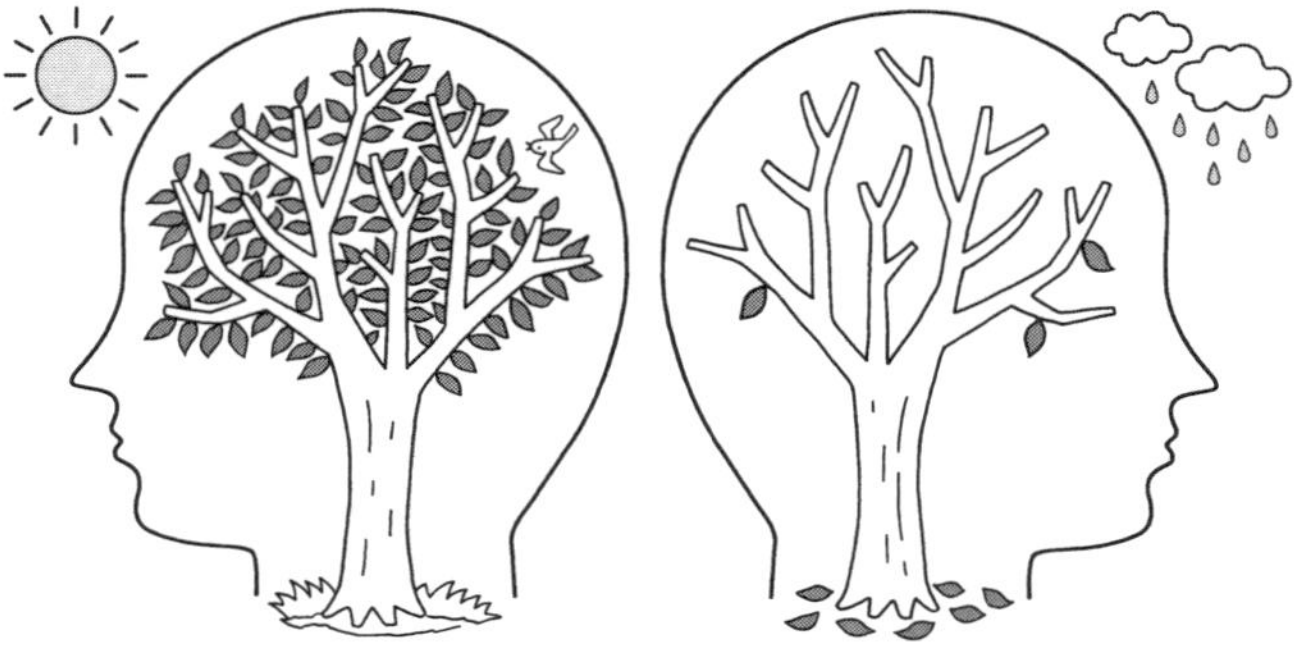

脳に新しい光（情報）が入り成長する

脳に情報が入らないと衰えていく

ていたわけです。

釈放された後も、彼は家に閉じこもって誰とも会わず、「私は何もやっていない」と、いろいろなことを思い出しては考えていました。

そのため彼の脳は、拘留される前に撮影したものよりも、後に撮影したものの方が記憶系脳番地と思考系脳番地が大きく成長していました。**過去の出来事を思い出すために、記憶をつかさどる記憶系脳番地を使い、事件の経緯を説明するために物事を考える思考系脳番地がフルで働いたためです。**

23ページ図2に示すように思考系脳番地のうち、物事を客観的に捉えるための脳番地は、拘留前にはあまり使われていなかった白い部分だったにも関わらず、拘留後に撮影した画像では活発に活動して黒く変化していました。これは、厳しい尋問によって、自分の状況を客観視せざるを得ない状況になったためでしょう。

また、逮捕されてショックを受けた彼は、まわりの人間を誰一人信用できなくなってしまいました。そして、**「何も見たくない」「誰にも会いたくない」と考えるようになりました。すると、視覚から周囲の情報を取り入れるための視覚系脳番地が働かなくなったのです。**23ページ図１の右側の脳画像で真っ黒になっていた脳の下の部分は、まさに視覚系脳番地がある場所。図１の右側の脳画像では黒かった部分も左側では白くなっていることから、拘留という出来事をきっかけに、目から情報を取り入れることができなくなったことが分かります。

つまり、彼は記憶を思い出しては考える、しかし新しい情報は一切取り入れないという脳の使い方になってしまっていたのです。

頭の中の記憶だけで物事を考えると、人は思考がループしてしまいます。そこに新しい情報を取り入れれば新しい結論や解決策が出てくるものですが、彼は視覚系脳番地をシャットアウトしてしまったため新しい情報が入力されなくなってしまいました。

そのために、いつまでもマイナスの感情がループし、終結せず、悩みとなったのです。そして、彼は、ますます周囲を見ることが怖くなり、ますます記憶系と思考系の脳番地しか使わなくなってしまいました。悩みの悪循環にはまり込んでしまったのです。人と会うことが感情を揺さぶるために、人とできるだけ会わずに、これ以上感情を乱したくないという思いだったようです。

図5の「脳が成長するイメージ」のように**新しい情報が入らず、刺激が与えられないことは、脳にとって最悪の状況と言えます。どんなに励まされても、どんなに有効な解決策を教えられても、まったく脳に入っていかない悪循環へと陥ってしまいました。**

そんな悪循環から彼を救ったのは、彼の奥さんでした。彼女は家に社員を招いて社長と面会させました。そして、会社のことを社長に話すように促しました。社員に会わせることで実際に脳に刺激を与えたのです。

その結果、思考系と記憶系だけで考えていた彼の脳に「新しい情報」を取り入れることができ、悩みのループから抜け出せたのです。また、社長の誤認逮捕というトラブルを乗り越えたことで社員が団結し、会社の運営は前よりもかえってスムーズになり、業績も回復したそうです。

こうした奥さんや社員の方々の支えがあって徐々に回復した社長は、再度ＭＲＩ脳画像を撮影すべく、私のもとを訪れたのでした。彼は自分の身に起こったことを、今の自分の脳を見ることで確認したいとおっしゃいました。人生最大の危機を乗り越えて、ここからどう自分と向き合うかという気持ちだったのだと思います。**自分の脳を見ることで、人生の再出発のスタートラインにしたかったのでしょう。**

実際に、その後、ＭＲＩ脳画像診断によって、逮捕という強烈な体験により新たに発生した悩みから解放され、社長は晴れ晴れと次の人生に向かっていらっしゃいます。

高学歴な人ほど悩みにハマる？

この社長の身に起こったことは非常に稀な出来事ではありますが、皆さんが抱えている悩みも根源は同じです。悩みは、脳の成長、あるいは衰えによって、脳の中で、できることとできないことの差が大きくなると生まれます。

つまり、脳番地と脳番地の間の成長と衰えの差が大きくなり、アンバランスになると、悩みが起こりやすくなります。

さらに、成長した脳番地は未熟な脳番地を見て、「できていない！」というマイナスの感情が発生すると思われます。できないこと、働かない脳番地のことが気になるのです。反対に、対応する脳番地が活発に働いていれば悩みにはなりません。たとえば、テストで4教科満点を取っても、1教科のみ50点しか取れなかったら、他の満点を忘れ、その50点が気になって仕方がなくなるという現象が脳内で起こっているのです。

意外に思われるかもしれませんが、高学歴な人ほど悩みにハマりやすいので、注意が必要です。実際に私のもとを訪れる患者さんの中にも、勉強が得意でいい大学を出ているにも関わらず、仕事ができないとか、お金の使い方が下手ということで悩んでいる人は多く見られます。

それは、「仕事に使う脳番地」や「お金の管理をするための脳番地」が、「学校の勉強をするための脳番地」とは別物だからです。

学校の勉強ばかりやってきた人は、答えのある問題を解くために必要な脳番地はよく成長しています。しかし、他人の気持ちを推し量ったり、計画的に物事をこなしたりするための脳番地をあまり使わずにきたケースが多く見られます。そのため、社会に出た後に、他者とのコミュニケーションがうまく取れない、無計画にお金を使ってしまう、などの悩みが生じてしまうのです。

周囲の人の目には、「この人はあんなに頭がいいのに、なんでこんなことで悩んでいるの？」という風に映りますが、学校の成績だけで、その人の脳の形を判断することはできません。**「学校の勉強が得意だから、脳を鍛える必要なんてない」と思ったら大間違いです。人と会わずに一人で机に向かえば、脳内では、人に会ったら活性化する脳番地が未熟のままで、勉強で使う脳番地との間で、格差が生ずるのです。**

人生の持ち時間が同じなら、一つのことに集中して脳を伸ばせばおのずと、脳内に脳番地格差が生じて、悩みの芽が生まれてきます。悩みを解決するためには、自分の脳の形を知り、脳の成長の偏りを知って、悩みの悪循環に陥らないようにすることです。

脳を上手に育てれば、あなたの悩みは解消できる

「悩みが生まれにくい脳」は作れる！

脳が成長するために、必然的に脳はいびつになり、その結果、誰にでもマイナスの感情が生まれて、それが悩みにつながる可能性があります。特に、悩みは脳の未熟な脳番地から生まれやすいのです。つまり裏を返せば、弱い脳番地を鍛えて脳の成長の偏りをなくせば、悩みは起こりにくくなり、「悩みが生まれにくい脳」を作ることができるのです。

先ほども述べたとおり、脳は経験を重ねて成長する器官です。そして、脳は「死ぬまで成長し続ける」という、他の臓器には見られない特徴も有しています。

腎臓、肝臓、胃、腸といった、体のほとんどの臓器は、生後1年以内に完成します。そしてその後、一定の年齢を境に徐々に衰えていきます。そのため、多くの人は「脳も、若いうちに完成して、ある年齢を過ぎると成長が止まってしまうのではないか」と思い込んでいるのではないでしょうか。

でも、実際はそうではありません。**多くの人の脳を見てきた結果、30歳でも、50歳でも、**

100歳でも、経験を積み重ねるほどに、脳は成長していることが分かりました。脳の成長を止めるのは加齢ではなく、刺激のない生活です。たとえば、何も考えずに会社と家を往復するだけの単調な毎日を繰り返していると、脳は決まった脳番地しか使われず、どんどん劣化していきます。しかし反対に、レジャーやスポーツ、美術鑑賞や映画観賞など、いろいろなことに積極的に挑戦する人の脳は、何歳になってもイキイキと成長していきます。つまり、上手に経験を重ねれば、「悩みが生まれにくい脳」を作ることは、何歳からでも可能なのです。

脳を育てるには自分の脳に合った「使い方」が必要

では、弱い脳番地を育ててマイナスの感情から脱出できる、「悩みに支配されにくい脳」を作るためには、何をしたらいいのでしょう。それは人によって異なります。

人の脳の形は一人ひとりまったく違うため、効果的に脳を成長させるためには、「それぞれの脳の形にあった使い方」が必要です。ですから、「悩みをなくすためにはこうしなさい」と一概に言い切ることはできません。Aさんにとっては脳を成長させる「経験」でも、Bさんにとっては何の効果もない、ということももちろんあり得るのです。

脳を育てるための第一歩は、自分の脳の形を知ることです。自分の脳は何が得意で、何が苦手か。そしてこれからどういう形にしていけばいいのか。それらを知ると、自分の脳にはどういう「経験」が必要なのかがおのずと見えてくるでしょう。

誰でもマイナスの感情を持ちますし、日々の出来事によって感情のブレも起こります。そうした感情が脳を支配してしまい、「悩み」に形を変えてしまうのが問題なのです。そのためには、もう少しくわしく、脳と感情の関係を知る必要があります。

次章では、感情とは何か、悩みの原因となるマイナスの感情はなぜ生まれるのかについて、脳科学の観点から説明していきます。

コラム1　頭をよくする栄養素

脳は私たちが眠っている間も活動しています。休みなく活動しているのですから、脳はたくさんの栄養を必要とします。

脳が栄養不足になると、日常生活に大きな支障が出ます。やる気が起きなくなる、疲れやすくなるといった軽度の症状から、ひどくなると、脳が萎縮して、うつ病や不眠症になります。もちろん認知症を引き起こす原因にもなります。

脳の主食ともいうべきものはグルコース（ブドウ糖）ですが、それ以外にも、脳が必要とし、頭をよくする栄養素がいくつかあります。

青魚やホタテに含まれるプラズマローゲン、ＤＨＡ（ドコサヘキサエン酸）、ＥＰＡ（エイコサペンタエン酸）は記憶力を向上させる効果があるとされていて、認知症患者にも効果が高いと言われています。この2つの脂肪酸は脳が成長する時に必要ですから、不足しないよう、常に補ってやる必要があります。

リン脂質は記憶力を高める伝達物質アセチルコリンの原料になり、集中力も高めるとされ、不足するとうつ状態になることもあります。リン脂質は大豆、卵、モツなどに多く含まれます。

ビタミンB_{12}は細胞の代謝に関わるビタミンです。集中力・記憶力を高め、精神を安定させると言われています。アルツハイマー型認知症に効果があるという報告もあります。ビタミンB_{12}を多く含む食品といえばシジミ。その他、赤貝、筋子、牛レバーなどにも多く含まれています。

甲状腺ホルモンは喉にある甲状腺という器官から放出されるホルモンです。脳を活性化する作用があり、甲状腺ホルモンが一定に保たれないとイラつく、不眠症、無気力などの症状が出ます。甲状腺ホルモンはヨウ素を原料とします。ヨウ素を多く含む食品は昆布、ひじき、わかめなどです。

カフェインは脳を覚醒させます。多く摂取しなければ、集中力・記憶力・運動能力の向上、疲労の抑制などにも効果があります。コーヒー、緑茶、紅茶、ココア、一部の清涼飲料水にも含まれています。

脳は体全体で使う酸素の25%を消費します。酸素不足に敏感で、酸欠には脆弱と言っていいほどです。脳をよく働かせたいと思ったら、まめに換気を行い、いつも新鮮な空気を吸えるように環境を整えましょう。

第2章

感情が生まれる脳内メカニズム

悩みと感情の線引きをする

感情はない方がいい？

悩みを解消する脳の使い方を知る前に、「感情系脳番地」について考えてみましょう。

喜怒哀楽の感情は脳から生まれます。楽しい、嬉しいなどのプラスの感情はもちろん、怒りやねたみ、悲しみなどのマイナスの感情も生まれます。そして、このマイナスの感情が私たちを悩ませます。時には「もう、どうでもいい」という気持ちになったり、行動する前に「ああ、面倒くさい」と口走ったりすることもしばしばあります。

そもそも感情とは、何のためにあるのでしょうか。

「感情がない方が悩みもなくなるからいいのではないか？」と思う方もいるでしょう。たしかに、感情を切り離して仕事をする方が効率が上がる場合もありますし、何より悩まなくてすむとも言えます。

しかし、だからといって感情は、必ずしも不要なものではありません。むしろ、私たちが生きる上で欠かせないものです。なぜならば、**私たちが生きるために最も重要な「行動の動機付け」に大きく関係しているからです。**

感情は行動の原動力と抑止力を生む

感情は、私たちが何らかの行動を起こすきっかけになります。

「楽しいからやってみよう」とやる気を出したり、「試合に負けてくやしい、次は勝てるようにもっと練習しよう」と奮起したり、「仕事は嫌だけど、お金が手に入ると嬉しいから働こう」と思ったり、感情は私たちにやる気や意欲を与え、行動の原動力となります。

一方で、感情が行動を抑制する場合もあります。

たとえば、「お母さんが悲しむからやめておこう」とか「怖いから逃げよう」など、感情は危険やトラブルからの回避行動を取らせたり、行動の抑止力となったりします。感情は行動の原動力になりますが、同時に、感情だけで突っ走らないようにブレーキをかける役割も担っているのです。

感情があるから社会が成り立っている

人間の脳は、他の生き物よりも発達し、複雑なメカニズムを備えていますが、そのために感情も多彩で複雑になっています。

感情系脳番地の構造については61ページで説明しますが、簡単に言いますと、自分の「欲求」を生み出す感情と、その欲求を環境や他人に照らして制御する「社会性」の感情とがたがいにバランスを取り合って働いています。

たとえば、動物は空腹の時、エサとなる生物に出会うと「あいつを食ってやれ」となりますが、現代人はお腹が空いているからといって人のものを勝手に食べたり、店頭から盗んだりということはしません。一人ひとりが欲望のままに生きれば社会生活が破綻してしまいます。

人間は動物とは違って、社会のルールの下で生活するために、感情をコントロールして、自分の行動を社会との協調へ向けて制御しています。そのため、自分の欲望や欲求をただ押し通すのではなく、他人の立場や感情を考慮して、社会全般によりよい結論を導き出すことができるのです。

言い換えれば、**人間は、自分のためだけでなく社会で生きていくための脳を備えている**

のです。こうした脳は、サルから人間に進化した時からさらに成長して形成されてきたと考えられます。集団生活をするために他人と協調しなくてはならず、そうする中で自分の感情が生じると同時に、他人の感情を感じ取る、推し量ることもできるようになりました。

怒りや悲しみといった一見マイナスの感情も、私たちが社会で生きていくためには必要なものです。他人に理不尽なことをされて怒るのは自分の身を守るために大切なことですし、意見が違う人同士が付き合う時、感情はクッションのような役割を果たします。ケンカをして感情的に意見を言い合うことで、それまでよりも相手を理解できることだってあります。

つまり、感情があるから人間社会が成り立っていると言えるのです。

感情系脳番地が未熟なために悩みが生まれる

しかし、進化している途中の人間の感情系脳番地は自己感情と他者感情をいつでも適切に処理できるほど完成されていません。そのため、不安定になったり、感情を思うようにコントロールできなかったりといった問題が発生することがあるのです。

たとえば、不必要な場面でイライラしたり、どうにもならないことをクヨクヨ悩んでテしまったり。感情の危険回避が極端になりすぎると、「会社に行きたくない」とか「誰にも会いたくない」、「何もしたくない」となってしまうこともあります。また、感情のコントロールを一歩間違えると、「あいつが憎いから殺してしまえ」などとなってしまいかねません。それらの感情の暴走が、めぐりめぐって「悩み」の種にもなります。

しかし、だからといって、感情は存在そのものが悪いものではありません。感情があればこそ、私たちは何かを成し遂げようという意欲を持つことができますし、他者と協調し人間関係を円滑にすることができます。

悩みが感情系脳番地を激化させ、今度は、感情のために悩むという繰り返しです。しかし、この悩みと感情のサイクルがあるからといって、むやみやたらに断ち切ろうとして感情を押し込めようとすれば、それは別の不都合を招くことになるでしょう。

だからこそ私たちは、**感情をなくすのではなく、感情系脳番地から生まれた「感情」と「悩み」とを区別して、線引きする努力、練習が必要なのです。**

悩みと感情とを線引きして、感情系脳番地を上手に扱って脳を成長させながら、感情からプラスの作用を得るようにしていけば、人生をよりよくすることができるでしょう。

感情を生み出す脳のしくみ

感情を生む扁桃体、感情を制御する11番の脳番地

感情を生み出すのは感情系脳番地です。

この脳番地はアーモンド型をした扁桃体（へんとうたい）とその周囲を中枢とし、前頭葉、頭頂葉にも存在しています。63ページの脳番地の地図（図7）でいうと、３番（皮膚感覚の脳番地）、５番（バランス感覚の脳番地）、11番（社会性に関わる前頭葉にある脳番地）、視床・視床下部（ホルモン産生）からなります。

感情は左脳と右脳の側頭葉の内側面に位置する扁桃体（図６）で生成されると考えられます。これは記憶をつかさどる海馬と隣接していて、相互に強く影響し合っています。**喜怒哀楽のどの感情でも、強く感じた時のことが鮮明に記憶されるのは扁桃体と海馬が密接な結びつきをしているからです。**

原始的な生き物は扁桃体が刺激されやすく、言うなれば感情のおもむくまま、欲望のままに行動しますが、人間は欲望のままに暴走しないように大脳が発達して、前に張り出す

図6　左脳と右脳の扁桃体

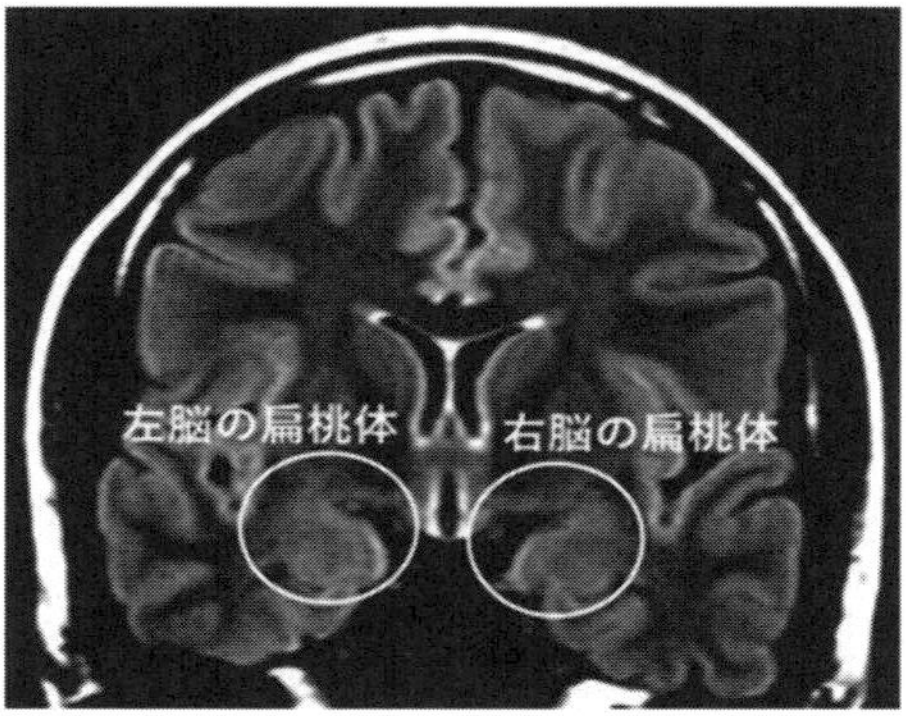

脳の中心部の断面をMRI脳画像で撮影すると、左右の目の奥には扁桃体という感情の目玉が２つある（脳の冠状断MRI）

ような形に進化しました。これによって11番の脳番地が生まれました。11番は社会性に関わる脳番地ですから、ここが発達することで、短絡的な思考や行動を制御し、協調性を発揮できるのです。

扁桃体はサルにもありますが、11番は人間でより進化しています。ＭＲＩ画像で見ると**11番は人によって発達の具合がまったく違うことが分かっています。社会性に関わる脳番地ですから、社会活動をしないと発達しないのです。とても高度で、人間らしい脳番地だと言えるでしょう。**

皮膚感覚やホルモンも感情を動かす

3番の皮膚感覚の脳番地と5番のバランス

図7　ヒトとサルの脳番地11番

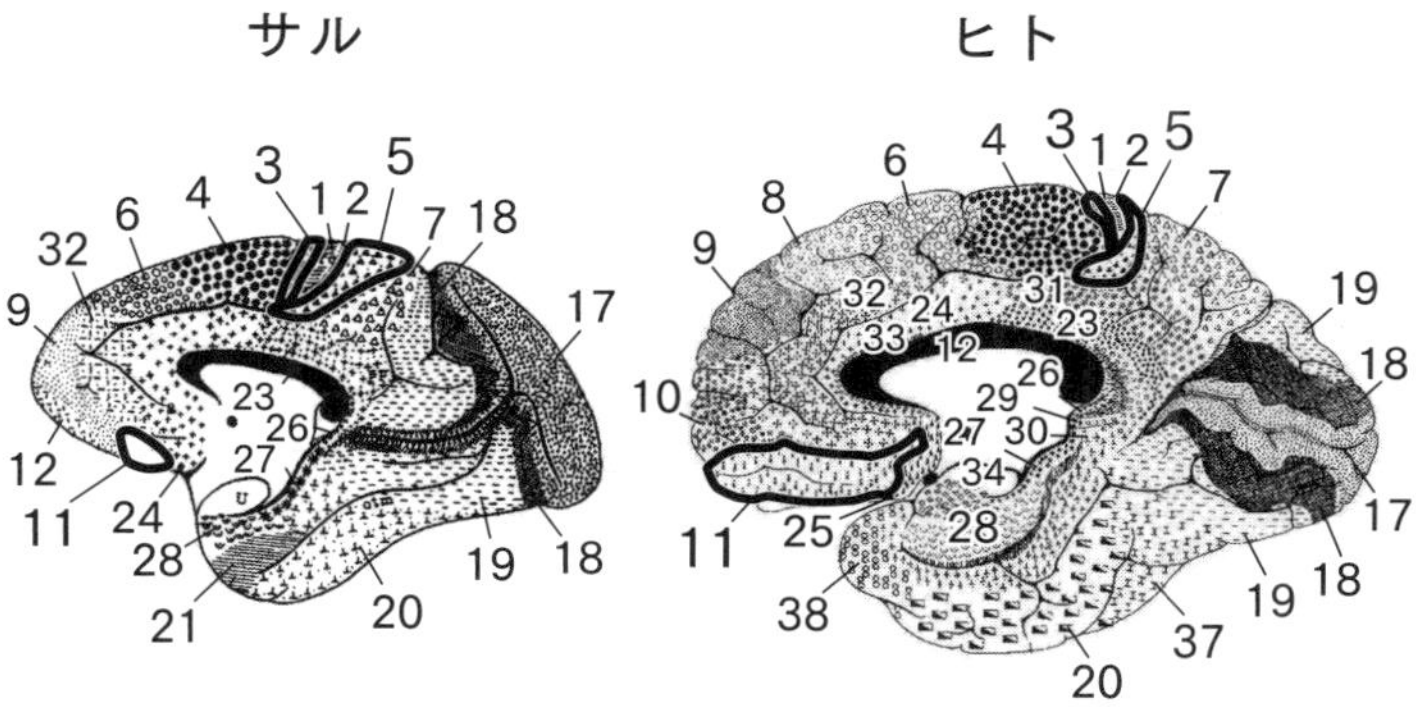

感覚の脳番地は、感情を生み出すきっかけになる脳番地です。

３番の皮膚感覚は、たとえば誰かに指でつままれたら「痛い！」、冷えた水に触れたら「冷たい！」など、快、不快の感情が動くので感情系脳番地に分類しています。異性に手を握られて胸が高鳴るのも、皮膚感覚と感情が密接に結びついているためです。

５番は頭頂部にあり、バランス感覚をつかさどります。ユラユラ揺れる船の上にいると気持ちが悪くなったり、傾いた家に住んでいるとイライラしやすくなったりするように、バランス感覚は感情と強く関係しています。

視床と視床下部はホルモンを産生する器官で、直接感情を生み出す場所ではありません。

しかし、ホルモンの産生は感情と密接に関係しているので、感情系脳番地に分類していま
す。

視床下部には血液脳関門（けつえきのうかんもん）という、有害物質の侵入を防ぎ脳の神経細胞を守る機能があります。ちょっとした刺激でホルモンがドバドバと出てしまわないように、ほとんどの情報がダイレクトには届かないようになっているのです。しかし、**扁桃体は視床下部に直接リンクしています。そのため、ホルモンの産出の一部は、感情と影響を及ぼし合っているのです。**

たとえば、性ホルモンが出ると欲情したり、ステロイドホルモンが出ると忍耐強くなったりします。また、ストレスが高まった時にアドレナリンが出るように、感情に対応して産生されるホルモンもあります。

ホルモンのバランスやどのように出ているかなどはまだ研究中の分野ではありますが、感情とホルモンの産生が密接に関わっていることは確かです。

左脳にも右脳にも感情系脳番地がある

脳は、左脳と右脳に分かれています。そして、その間は「脳梁（のうりょう）」という

梁のような器官でつながっています。

左脳と右脳には、同じ脳番地同士が、鏡合わせのように対称に配置されています。運動系脳番地は左右の頭頂葉に、思考系脳番地は左右の前頭葉に……といった具合です。

しかし左右の脳がまったく同じ働きをするというわけではありません。同じ脳番地でも、左脳と右脳とでは、その働きは微妙に異なっています。

一般的に、「左脳は右半身、右脳は左半身を動かす脳」と言われています。運動系脳番地では、たしかにそのように役割を分担しています。**運動系脳番地は全身に運動の指令を出す場所で、右手や右足を動かす時には左脳が、左手や左足を動かす時には右脳が働いています。**

しかし、その他の脳番地では、情報の種類である程度左右の脳を使い分けています。図に示すように基本的には左脳にある脳番地は言語化された具体的な情報を、右脳にある脳番地は非言語の抽象的な情報を統括します。文章を読む、数式を解くのは左脳の各脳番地の役割。一方、絵を鑑賞したり、その場の雰囲気を読み取ったりするのは右脳の各脳番地が担当しています。「左脳型は論理派で、右脳型は天才型」という認識で語られることが多いのは、各脳が担当する情報の種類の違いを指しているのでしょう。

図８　左脳（言語情報）と右脳（非言語情報）の役割

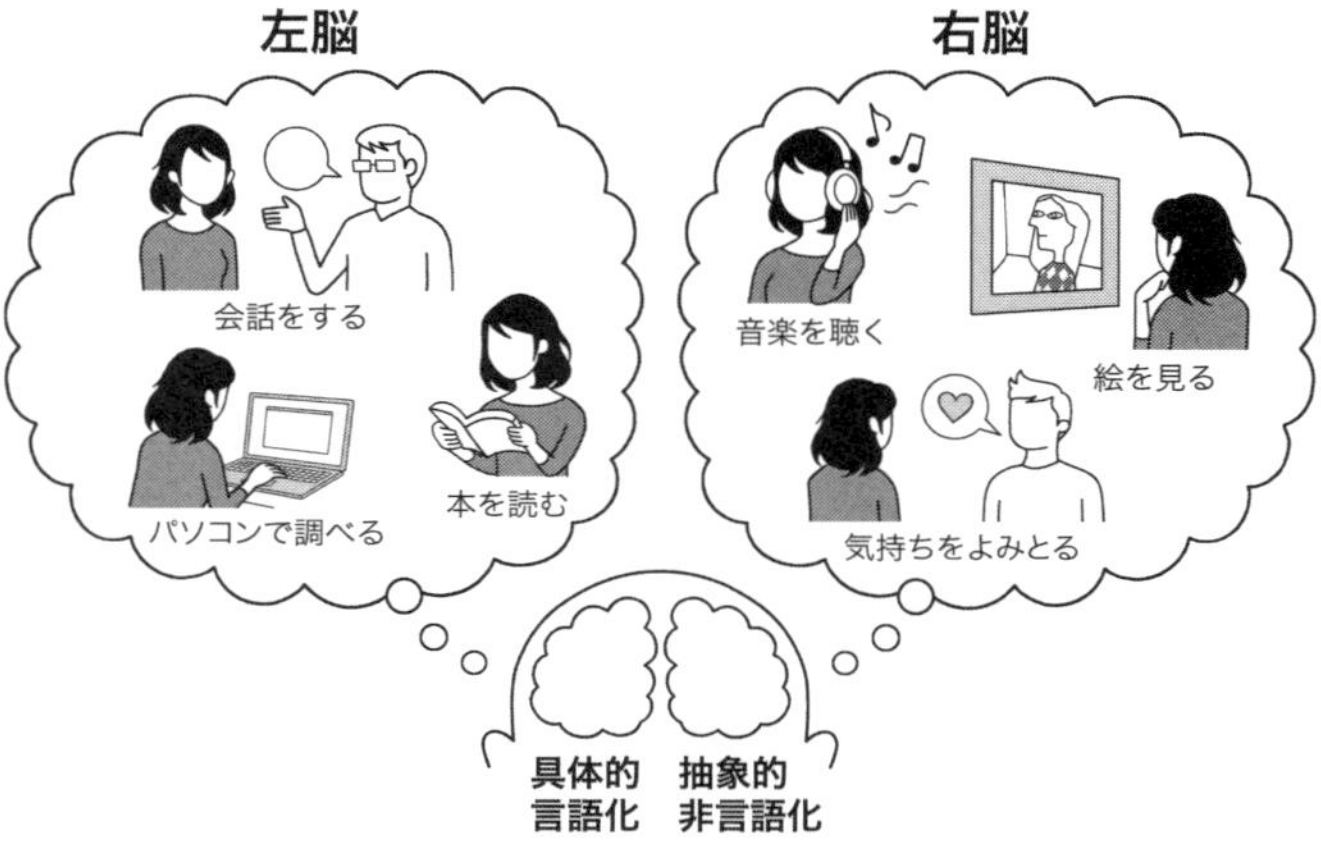

視覚系脳番地を例に説明しましょう。

視覚系脳番地は、目で見た情報を集積する場所です。しかし、同じように目で見て情報を得るのでも、文章を読み解く時と、絵や写真、映像からメッセージを読み取る時とでは使う脳は左右違っています。**視覚系脳番地では、文章や文字からの情報を脳に取り入れる時には左脳側が働きます。一方、絵や写真、映像などを見る時には右脳側が働きます。**

たとえば、皆さんは漫画を読む時、フキダシのセリフや登場人物の表情などから、そのキャラクターの心情やシチュエーションを読み取るでしょう。それは、左脳側の視覚系脳番地でセリフなどの文字情報を、右脳側では登場人物の表情といった絵からの情報を取り入れ、それを脳内で集約しているのです。

同じように、聴覚系脳番地は、耳から情報を取り入れる時に働く場所ですが、そのうち、人との会話のように言葉を聞き取る時は左脳側、周囲の音や音楽から情報を取り入れる時は右脳側の聴覚系脳番地が働いています。

しかし、**音楽家の中には、楽譜を文章のように読み解くという人がいます。そういった人たちの場合は、音楽を「音」としてではなく、「言葉」として捉えます。**ですから、彼らは右脳ではなく、左脳で音楽を言葉として聴けているのです。

このように、**私たちの脳は、情報の中身の違いをセンサーのように受け取って、それぞれの脳番地で使い分けています。**

ＩＴ化に見られる左脳の偏り

もともと日本人は右脳が育ちやすい文化的背景を持っています。「場の空気を読む」ことは右脳の感情系や理解系を刺激しますし、風の音や植物の色の変化に季節の移ろいを感じるのはまさに右脳の領域です。

ところが、近年ＩＴ化にともない脳の成長が左脳に偏っている人が増えてきました。

最近話題の「ＩＴ認知症」はその最たる例です。スマートフォンやパソコンのヘビーユーザーに多く見られるのですが、10～40代の若さで、覚えていた漢字が書けない、注意散漫になる、記憶力が低下する、キレやすくなるなど、認知症と同じような症状を抱えているのです。

スマホやパソコンから得る情報は、人と交流して得られる情報と違い、脳で処理される範囲が非常に狭まります。文字情報を読み取る左脳の脳番地だけが使われ、非言語情報を読み取るための右脳が働く必要がないためです。特に、表情や声のトーンなどから情報を受け取る右脳の理解系脳番地はまったく使われなくなり、それにともなって右脳の感情系脳番地もどんどん衰えてしまいます。

その結果、**左脳の感情系が強くなりすぎて、他人のことを顧みない、自己中心的な考えや振るまいをしてしまいがちです。それが高じると、「人の気持ちが分からない」「人と会いたくない」「ネットで調べれば何でも分かるのだから人と付き合う必要はない」などと思うようになってしまいます。**

この場合は、なるべく意識して非言語情報を取り入れる必要があります。心当たりがある人は、スマホやパソコンから目を離して、積極的に他人と会話するようにしてみてください。

左脳と右脳のそれぞれの役割

感情系脳番地も左脳と右脳とでは異なる働きをしています。

左脳は具体的な思考や論理をつかさどるので、左脳にある感情系脳番地は言語や文字や数字で感情を刺激します。そして、それらの情報をもとに自分の感情を作り出す役割を果たしています。「私はAさんが好き（嫌い）」や「私はこれがしたい（したくない）」というように自分自身の気持ちや意思を作り出すのが左脳の感情系脳番地です。**つまり、左脳は、言葉で「自己確認」や、「自己主張」をするのです。**

一方、右脳は言葉になる以前の感情やなんとなくという気持ちをつかさどります。右脳は主に、映像や音楽、食事をした時の味や食感などを情報として受け取り、イメージや形のないものを感受します。そんな右脳は、**他人や環境など自分以外の外部の情報に反応します。左脳の感情系が「自分の感情」なら、右脳は「自分以外の人の感情」を読み取るところです。**場の空気を読んだり、他者の気持ちを推し量ったり、周囲の感情に関する情報を取り入れる時は、右脳が働いています。

右脳左脳の感情系脳番地の成長が偏ると感情が乱れる

感情系脳番地は、自分の気持ちを生み出すことで左脳が、人の気持ちを推し量ろうとすることで右脳が成長していきます。

しかしそのどちらかをおろそかにすると、左脳・右脳の片方だけが育ち、もう一方は成長が未熟という、アンバランスな状態になってしまいます。優柔不断だったり、八方美人だったりする人は、感情系脳番地の成長が右脳に偏っていると考えられます。

感情系脳番地は感情を生み出す場所ですから、たとえば右脳に極端に偏っていれば被害妄想的になったり、左脳の発達が不十分であれば自分の感情を出せず納得しないままもやもやし続けたりします。こうしてあなたを悩ませるのです。

自分の意見を主張してばかりで、他人の感情に触れないできた人の脳は、左脳だけが育っていて右脳が未熟です。するとと、人の気持ちを考えられない、いわゆる「空気の読めない人」になってしまいます。このように脳が偏ると、他人と関わることを億劫に感じるようになり、自閉的になったり、引きこもりがちになったりしてしまいます。

一方、自己主張をせずに他人に流されて成長すると、右脳は強いのに左脳が弱くなります。**左脳が弱いと「自分がない人」になりやすく、「私はこうしたい」ということを決め**

ることができないため、ますます人の顔色ばかりを気にするようになります。

頭がいいと言われても、実は、一般論や他人の理屈を持ち出して自分の意見のように発言するようにもなります。

感情系脳番地が育っている人、いない人

右脳の感情系脳番地が育っている人はどんな人？

右脳の感情系脳番地が育っている人とは具体的に、どういう人でしょうか？

右脳の感情系脳番地が強い人には2タイプがあって、一つは環境に恵まれず、紆余曲折の人生を送ってきて成功した人。もう一つは、両親や家族に大事にされ、幸せいっぱいに育ってきた人。両極端なこの2つのタイプに感情系脳番地が強い人が多く見られます。

逆境の中を生き抜いてきた人は、周囲の感情に非常に敏感です。貧しさに苦しんだり、幼い頃から大人の世界にもまれたりしていた人は、常に周囲をうかがい、五感を研ぎ澄ませて、他者の感情を読み取ろうとします。その結果として、右脳が発達しています。

愛情豊かに育てられるとプラスの感情が育つ

大家族の中で大切に育てられてきた人は、生まれた時から愛情を注がれ、嬉しい、楽しいというプラスの感情がたくさん記憶されます。

両親に優しくされた、兄弟と楽しく遊んだ、おじいちゃん、おばあちゃんに可愛がられた、そういうシーンが五感を通して脳に記憶され、思い出すたびに幸せな気分になります。

一方的に甘やかされるのでは逆効果になりますが、愛情を通して人と交流することで、右脳が育ちます。積極的に人とコミュニケーションを取ろうとするようになりますし、周囲の人の感情にも敏感になります。いわゆる「人懐っこい子」になるわけです。

その後、左脳の成長が促されると、右脳の成長が下地になって、左脳もバランスよくグングンと成長していきます。そのため、家族から愛情をたっぷり注がれた人は感情系脳番地が豊かに発達するのです。

感情系脳番地が育っていない人

逆の例を挙げると、「君は頭がいいから、大丈夫だよ」などとおだてられて育った人や、勉強や趣味に没頭しすぎて他人に触れ合わずに育った人は、右脳の感情系脳番地が弱い傾向にあります。

幼い時から他者の感情と向き合わずに育ってきた人は、右脳の成長が未熟です。

思春期を迎えた頃に右脳の発達が未熟なままだと周囲の感情が読み取れず、コミュニケーションがうまく取れません。そのため、自己主張ばかりが強くなり、周囲とのバランスが取れなくなってしまいます。そして、バランスが取れないまま大人になってしまうのです。

こういう人は、子どもの頃は優秀なエリートと見られやすいですが、社会に出た時につまずくことになります。主な左脳の役割である計算問題やマニュアル通りの作業はできても、右脳を使った作業、すなわち人の気持ちやニーズを推し量った臨機応変な対応ができないからです。

会社でも、ご近所でも人付き合いができず、孤立してしまい、「自分の居場所がない」と感じるようになります。そして「会社に行きたくない」とか「家の外に出たくない」と思うようになります。

このような人は、自分が「会社に行きたくない」と思う原因を、「私は社会で生きていくのに向いていないのだ」とか「みんなが自分を理解してくれないから」と考えているのですが、本当の原因は右脳の未熟さなのです。

ここで私が言いたいのは、**「左脳が強いことが悪い」**ということではありません。**感情系脳番地は左右バランスよく使わないと、悩みが生まれるということです。**

70ページの『感情系脳番地の成長が左右どちらかに偏ると感情が乱れる』の中でも説明しましたが、右脳だけが育ち、左脳の発達が未熟だと、人に頼ってばかりの「自分がない人」になってしまいます。

天才やアーティストに多いと言われるため、右脳型がいいかのように語られがちですが、理想は左右の脳が均等に成長していること。感情をコントロールできる「悩みになりにくい脳」を作るためには、左脳右脳の感情系脳番地をバランスよく使うことが大切です。

感情系脳番地には個性がある

「感情系脳番地」を成長させる第一歩は自分の脳を知ること

感情とは一見抽象的で、得体が知れないものです。だから私たちは、「どうして自分はこんな小さなことでイライラしてしまうのだろう」、「どうしたら失敗をクヨクヨと引きずらない人間になれるのだろう」と、あれこれ悩んでしまいます。

繰り返しますが、**悩みの問題は、悩みだけに留まらず、感情系脳番地を動かしてしまうから厄介なのです。ところが、この感情系脳番地は、一人ひとり成長が異なっています。**脳の成長自体、個性的なのですが、感情系脳番地の成長も人によって異なっています。右脳、左脳の発達も違っています。

図9は、Aさん（右）とBさん（左）の扁桃体を通過する冠状断のMRI脳画像です。これを見ると、AさんとBさんの扁桃体とその周囲の形状が異なっています。さらに、どちらも扁桃体周囲の発達が、右脳と左脳で非対称であることが分かります。

図9　人によって成長が異なる扁桃体

左脳　右脳　左脳　右脳

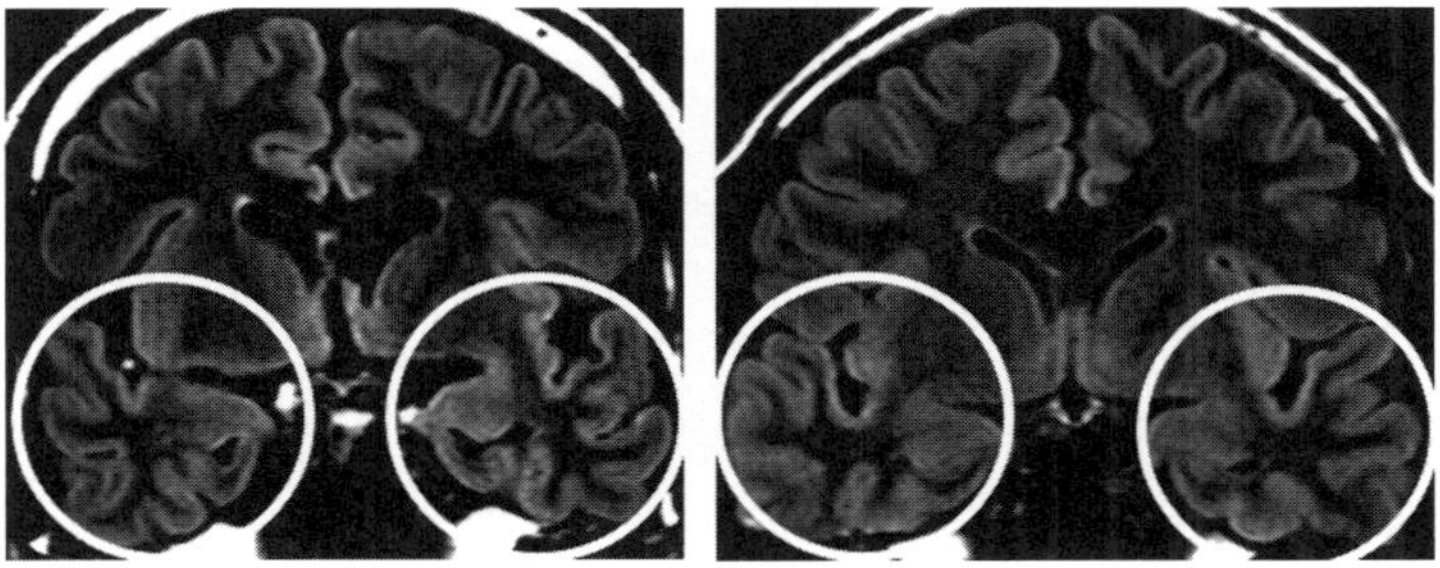

Ａさん（右）とＢさん（左）の扁桃体を通過する冠状断のMRI画像

人は、おたがいに共感したり、悩みを人に聞いてもらったりしていても、異なった成長をしている感情系脳番地で、情報処理をしています。

不思議なことに、本当に共感したと感じても、すべて他人と同じ感情とは限らないのです。

悩みの正体は、「脳番地の成長の偏り」という、具体的なものです。

悩みを悪化させるのは、感情系脳番地です。自分の「感情系脳番地のクセ」を知り、シチュエーションに合わせて脳番地を使い分ける方法を身に付ければ、感情をコントロールできるようになります。その結果、使わなかった脳番地が鍛えられていき、感情に流されない脳を作ることができます。つまり、悩みは脳で解消できるのです。

「理解できない」が「感情のブレ」の原因

「自分の感情が分からない」状態は、脳を知れば解決できる

最初に私は「悩みは脳から生まれる」と述べました。脳の成長過程の中で、得体の知れないもの、はっきりしないものや「分からない」という状態が人を不安にさせるのです。逆に、はっきりと形にして見せると不安が消え、感情は揺らがなくなります。

私は幼い頃、「近所に火の玉が出た」という噂を聞きました。「本当に火の玉でオバケが出たらどうしよう。もうあの道を通れない」と不安になり、怖くて昼間でもその場所を避けるようになりました。毎晩毎晩、火の玉のことを考えて、ますます不安になってしまい怖くて仕方ありませんでした。悩みとは、このような状態が続くことです。

しかし、実際に見た人に話を聞いたり確かめに行ったりした結果、正体は大きなホタルだったと分かりました。感情の乱れは収まり、むしろ喜んで見に行った記憶があります。

このように、**「分からないもの」「理解できないこと」の正体が分かれば、悩みは解決するのです。**

私が脳を研究している理由も、実は同じです。嫌な人にあった時、「なぜこの人はこれほど意地悪なことを言うのだろう」と腹を立てますよね。それは相手のことが「分からない」からです。しかし、**脳の仕組みを知っていれば、「この人は脳の形がいびつだから、意地悪なことを言ってしまうのだな」と納得して、それ以上感情が乱れなくなります。脳のことを具体的に知ると、それ以上の感情は生まれてこないのです。**だからこそ私は、脳をもっと知りたい、研究したいと思うのです。

弱い脳番地と感情系脳番地がつながろうとすると悩みが悪化する

悩みとなるマイナスの感情は、感情系脳番地だけで作られるわけではありません。他の7つの脳番地がうまく働かない時に、感情は乱れます。つまり、**悩みは、弱い脳番地が原因で生まれてくるのです。**

私はこれまで繰り返し、脳はバランスよく使うことが大切だと言ってきました。8つの脳番地がすべてバランスよく育っていて、右脳も左脳も均等に成長している脳ならば、きっと今ある悩みを半分以下にすることだってできるでしょう。ところが現実には、そんな完璧な脳を持つ人は極めて少ない。ほとんどいないと言った方がいいのです。

脳は使うほどに成長し、使わないと劣化することは説明しました。それで言うと、脳番地は、人それぞれ使う場所が違うので、どうしても成長に偏りができてしまいます。すると脳は、その偏りに合わせて働き方に「クセ」を作り出します。**人の脳は得意な脳番地を使いたがり、苦手な脳番地は使いたがらない性質があるためです。**そうやって人の脳は形作られていくのです。

同じことを体験しても人によって感想や考え方が違うのは、脳の形が人によって違うためです。つまり、**私たちが性格や個性だと思っていることの多くは、その人の持つ脳のクセが作り出しているのです。**「あの人、性格悪いよな」というのは、正しくは「あの人、脳のバランスが悪いよな」なのです。

仕事や日常生活の他にもいろんな趣味を持っていたり、積極的に新しいことに挑戦したりする人の脳は、「脳のクセ」が固定化されず、いろんな脳番地がまんべんなく成長します。しかし、毎日同じことばかりを繰り返す人の脳は、「脳のクセ」のとおりにばかり働いて、どんどん偏ってしまいます。すると、脳のバランスがいい人には何でもない出来事でも、イライラしたりクヨクヨしたりするようになっていきます。そして、悩みが生まれます。

自分の「脳の弱み」を知ろう

理解できないことは、弱みのある脳番地から生まれやすく、理解できないと感情系脳番地が動きます。

「他人とうまく話ができない」という悩みを抱えたキャリアウーマンがいました。彼女は管理職になってから現場で働くスタッフと会話が弾まず、仕事の状況や問題点といった情報を得られないことをとても気にしていました。自分には会話力がない、このままでは全体を統括できず、いろいろな部署の担当者と話ができなくてトラブルを起こすのではないかと危惧していました。

そこで彼女は会話力をアップさせるため、ビジネススキルを身に付けるセミナーや講座を熱心に受講しました。しかし、1年たっても、2年たっても手応えがなく、本当は何が問題なのだろう、脳に問題があるのか？　と、私のＭＲＩ脳画像診断に来られました。

脳画像を見てみると、彼女の自己分析とはむしろ異なり、会話力に直接関係する伝達系脳番地はよく発達し、得意な脳番地でした。

その一方で、人に話すために必要な情報処理をしている右脳の感情系と視覚系の脳番地が未熟であることが分かったのです。

彼女の担当現場で働く年配の男たちは口数が少なく、必要不可欠な場面でしか言葉を発しない、黙々と職人のように働くタイプの人が多くいました。

年配の男たちは態度や行動で自身の考えを表現しますが、彼女は、それを読み取ることができなかったのです。脳画像による診断でそのことを知った彼女は、それ以降、現場によく出向き、現場の人々の日頃の行動や立ち振るまいを観察して情報を得て、会話をするようになりました。すると、次第に向こうから問題点などを相談してくるようになったということです。

このように、あなたが抱える悩みは、他人と同じであっても、その原因となる脳番地は異なっていることがほとんどなのです。これは、直接、脳を見てアプローチしないことには的外れで、効き目がないのです。言い換えると、**自分の脳の偏りを知ると、悩みの解決方法はおのずと見えてくる、ということです。**

脳がいびつだからマイナスな感情や悩みが生まれるということを踏まえて、自分の脳の弱みを知れば、それだけで悩みは大きく解決に向かうはずです。意識的に自分の脳の弱点を知り、弱い脳番地を鍛えることができるためです。事実、私のもとを訪れる多くの患者さんは、自分の脳の形を知るだけで、脳のバランス改善に大きく踏み出すことができています。

それでは、悩みを消す脳の使い方を知る前に、あなたの「脳番地のクセ」をチェックしてみましょう。次ページのチェックリストで自分の脳を診断してみてください。

このチェックリストはあなたの生活習慣や子どもの頃の環境などから、「脳番地のクセ」を知るためのものです。回答の偏りはそれだけ、「クセ」が強いことを示しています。

あなたの脳番地のクセ、左右の脳のクセが分かる

チェックリストで脳診断！

あてはまるものにチェックを入れてください。

□　①旅行ガイドブックを読んで、旅の計画を立てるのが好き
□　②「将来こうなりたい」というビジョンや夢がある
□　③学生時代クラスではリーダータイプのまとめ役だった
□　④定期的にスポーツをしている、または料理や裁縫などの手先を細かく使う作業をよくする
□　⑤よく人から「姿勢がいいね」と言われる
□　⑥休みの日は家にいるより、外出することが多い
□　⑦両親がおしゃべり好きで、子どもの頃から家族内の会話が多かった
□　⑧自分がいいと思ったものは人にもおすすめする
□　⑨友達とカラオケによく行く

- □ ⑩自分の部屋やデスクまわりは整理整頓できている
- □ ⑪人間観察が趣味
- □ ⑫自分の長所と短所を、パッと3個ずつ挙げられる
- □ ⑬子どもの頃に日記を書く習慣があった、または現在日記を付けている
- □ ⑭よく人や物にあだ名を付ける
- □ ⑮毎日、その日1日の予定を立てて時計を見ながら行動するタイプだ
- □ ⑯美術館や博物館めぐりが好きで、定期的に訪れる
- □ ⑰初めての場所でも緊張しない
- □ ⑱子どもの頃は家の中で遊ぶより、原っぱや公園を駆け回ることが多かった
- □ ⑲小中学校の頃、授業の内容は1回聞けば理解できた
- □ ⑳喫茶店やレストランで、ＢＧＭに耳を傾けるクセがある
- □ ㉑音楽やラジオをよく聴く
- □ ㉒友達や芸能人のモノマネをすることがよくある、または演劇をやっている
- □ ㉓心が通っていると思えるほど仲のいいペットを飼っていてよく世話をする、または飼っていた経験がある

□　㉔兄弟が自分を含めて3人以上いる、または子どもの頃おじいちゃんやおばあちゃんと一緒に暮らしていた

左脳に影響を与えやすい脳のクセ……

①、③、⑦、⑨、⑫、⑬、⑭、⑮、⑲、⑳、㉑、㉒

右脳に影響を与えやすい脳のクセ……

②、④、⑤、⑥、⑧、⑩、⑪、⑯、⑰、⑱、㉓、㉔

左脳と右脳でチェックした数を比べて、左脳の個数から右脳の個数を引き算してください。プラスなら左脳のクセが出やすく、マイナスなら右脳のクセが出やすいことを示唆しています。

さらに、算出した数を24で割り、100をかけましょう。その数字が脳のクセの強さを表しています。50%からマイナス50%の数値になりますが、プラス、マイナス20%以内なら感情系脳番地バランスタイプです。

この質問項目は、それぞれ、下記の脳番地を育てる習慣や環境を挙げたものです。

①〜③→思考系脳番地
④〜⑥→運動系脳番地
⑦〜⑨→伝達系脳番地
⑩〜⑫→理解系脳番地
⑬〜⑮→記憶系脳番地
⑯〜⑱→視覚系脳番地
⑲〜㉑→聴覚系脳番地
㉒〜㉔→感情系脳番地

チェックが多かったものほど、日常的によく使っていたり、子どもの頃に成長しやすい環境にあったりした脳番地です。

たとえば、実際に行かなくても旅行の計画を立てることは、代表的な思考系脳番地のトレーニング法です。つまりこれを日常的に行っている人は、自然と思考系脳番地が鍛えられているでしょう。

同様に、夢や目標を持っている人は、その実現に向けて日頃から計画を立てるなど、思考を深めています。また、率先してリーダー的な役割をこなすことができるのは、思考系脳番地が育っている人の特徴です。

同じように、原っぱや公園など、開けた場所でよく遊んでいる子どもは視覚系脳番地がよく発達していますし、自分の長所や短所をパッと挙げることができる人は、普段から自己理解が高いので理解系脳番地がよく育っているということが分かるのです。

それぞれの脳番地に3つずつの質問項目を挙げましたが、すべてにチェックがあったものは、あなたが日ごろから無意識のうちに鍛えている脳番地と考えられます。

反対に、チェックが少なかったものは、あなたが普段あまり使っていない、弱い脳番地である可能性があります。

もちろんこれだけの設問ではっきりと断言することはできませんが、**チェックが一つもない脳番地は要注意。あなたの悩みを生み出しているのは、その脳番地かもしれません。**

コラム2　メガネと認知症の意外な関係

認知症の症状の一つに「記憶力の低下」があります。加齢による記憶力の低下はもちろんですが、情報量が低下したり正確さに欠けてくると、結果的に記憶力が低下し認知症が進みやすくなります。これは、日常生活による脳トレ効果が低下するからです。

たとえば、視力が落ちて以前よりも物が見えなくなった時、そのままにしておくと記憶力が悪くなってしまいます。物をはっきり正しく見ないでいると、情報も脳に正しく伝わらなくなり、視覚系の認知機能が低下する原因になります。

「見えにくくなった」と思ったら、メガネをかける。あるいは作り直して、はっきり見えるようにしましょう。脳は正確に情報が入るほど、しっかり刺激されて能力の低下を防ぐことになります。つまり、正しいメガネをかけることが認知症の予防につながるのです。

聴力も同様で、ラジオや音楽を聴いて聴覚系脳番地が活性化すると、記憶力に関係する海馬の働きがよくなるので、耳から聞いたことは忘れにくく、聴覚記憶の強い人は認知症になりにくいのです。反対に、耳が遠い人は正常な人よりも認知症の発症や進行のリスクが高まるため、耳が遠くなったと感じたら、早めに補聴器を使うのがおすすめです。

第3章

悩みを解消する脳の使い方

悩んでいる時の脳はどうなっているのか

働いている脳細胞は酸素交換をしている

脳細胞は、情報処理をする必要に迫られると、ブドウ糖と酸素を使って活動します。脳にはたくさんの血管があります。そこを流れる血液の中には赤血球という成分があり、酸素と結合したヘモグロビンを含んでいます。血液は動脈を通って脳へと流れ、酸素を必要とする組織へ酸素を受け渡します。**これが酸素を脳細胞が使う「酸素交換」です。**

ところが、**同じように血液が流れていても、働いていない組織では酸素を必要としないので、血液は酸素交換をしないまま通り過ぎていきます。**

つまり、**脳は働いている場所だけが、酸素を必要とするのです。**酸素交換が行われている脳番地＝働いている脳番地、ということだと理解してください。

私は、脳の酸素交換の状態を調べるために、ＣＯＥ（脳酸素交換マッピング）という技術を開発しました。ＣＯＥは脳の血流そのものを測定するのではなく、酸素と結合してい

図10　酸素交換量増加

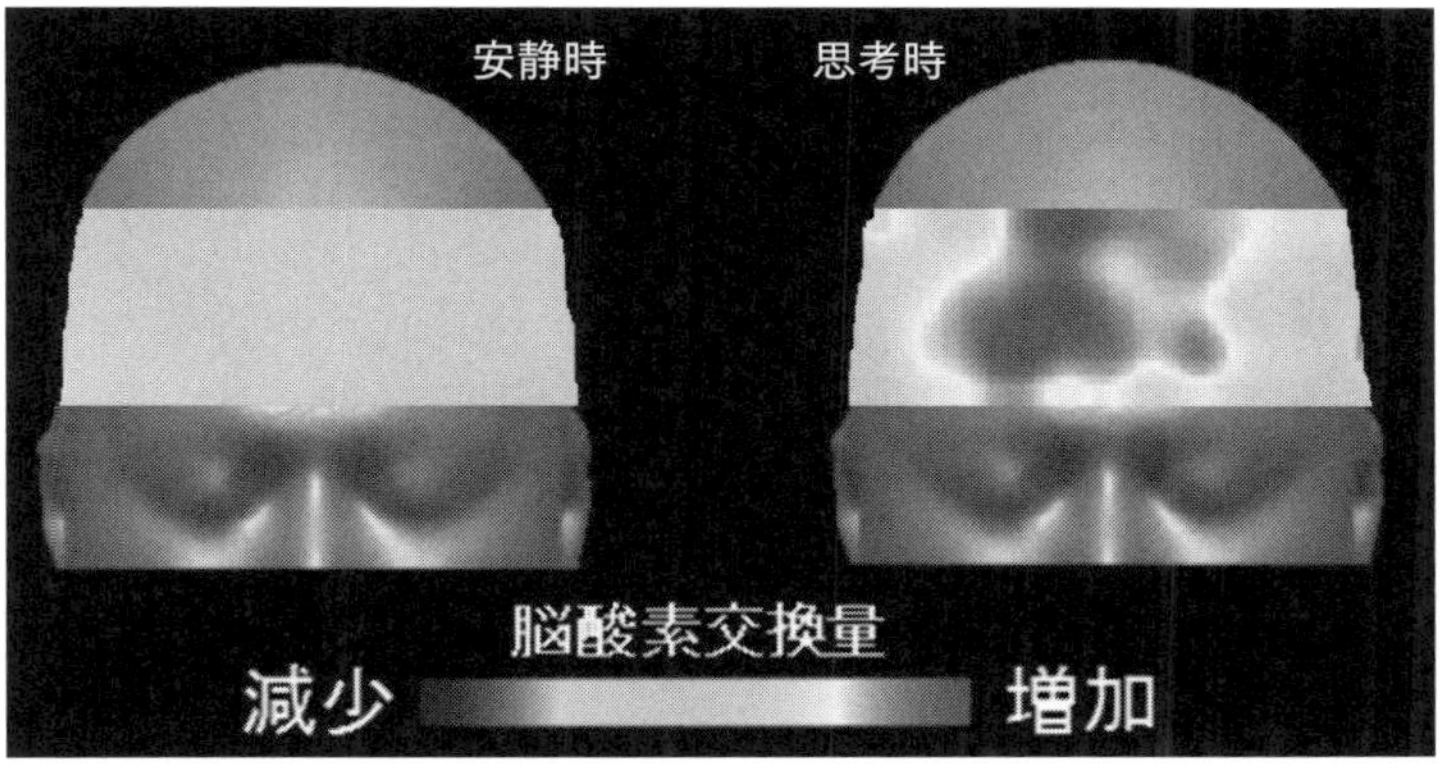

図11　脳の酸素交換の状態で感情が変わる

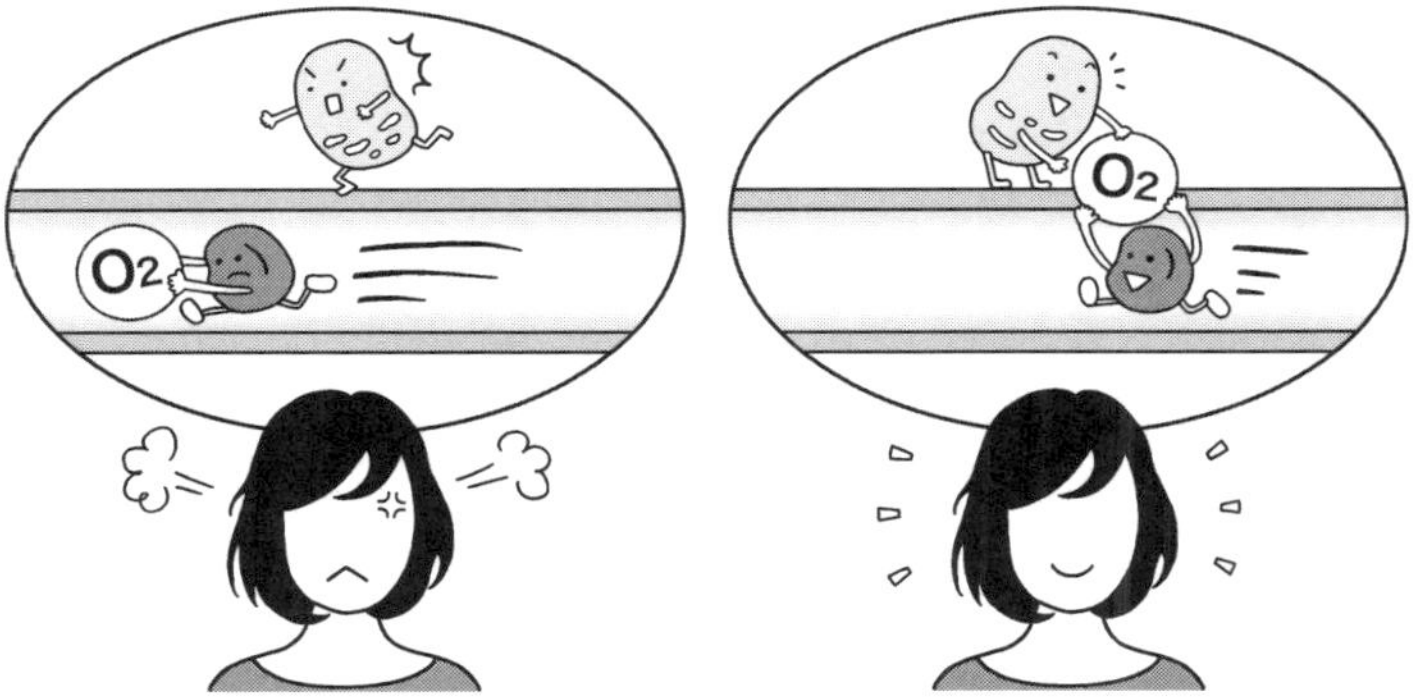

ムダに脳血流ばかりが上昇し効率が悪く怒りたくなる脳の使い方

酸素交換がスムーズで効率がよく気持ちのいい脳の使い方

るヘモグロビンの増減を捉えます。計測している場所で、酸素を含んだヘモグロビンと含んでいないものが、どのぐらい増えたり、減ったりしたかを確認することができるため、酸素交換が行われたかどうかが分かります。脳が働いて、細胞が酸素をきちんと受け取ったのか。それとも脳が働かず、せっかくの酸素が素通りしてしまったのか。これを区別して、脳が何に対して、どんな働きをしたのかを観察するのがCOEです。

私は、**COEによる測定を通して、脳の酸素交換は、感情の起伏に関係があることを見い出しました。**図10の左の脳の状態は安静時です。この状態から酸素交換が活発になると図10の右の脳の状態へ移行します。脳のあらゆる部分で同じことが繰り返されています。

酸素の消費効率が悪いと、感情が乱れる

脳に刺激が与えられると、血液は、それに対応するための細胞へと酸素を運びます。図11の右のように普段からよく使っている強い脳番地では、酸素交換がスムーズに行われます。この状態であれば悩みがあっても、ツラいという感情脳の働きは起こりにくいのです。つまり、**楽しいと感じている時や気持ちが穏やかな時は、酸素の交換が効率よく行われており、考えもまとまりやすい状態なのです。**

しかし、脳にいつもと違う刺激が与えられた場合、脳はそれに対応するにはどの脳番地を使えばいいか分からなくなります。普段使われない脳番地は突然の刺激に対応できず、酸素交換がスムーズに行われません。この時、筋肉が開いて、脳に血液が送られるため、脳内をめぐる血の量が増加し血圧が上がります。しかし、情報処理は行われていないので酸素はほとんど使われず素通りしてしまいます。

すると図11の左のように脳は、**血液はじゃんじゃん流れるのに、酸素交換は行われないという非効率な状態に疲れてしまいます。この結果、イライラしたり、どうしたらいいか分からなくてオロオロしたりというマイナスの感情が生まれてくるのです。**

たとえば、ある女性が美男子に出会ったとしましょう。初対面の時、彼女は彼のカッコよさに衝撃を受けて、胸はドキドキ、頭はボーっとなり、何をしていいのか分からず、オロオロしてしまいます。これは酸素交換がうまくいっていない状態です。

つまり**脳は慣れないことに出くわすと、普段使い慣れていない脳番地が突然刺激されて、酸素交換がうまくいかなくなり、感情が乱れてしまうのです。**

しかし、その美男子も、何度か会っているうちにドキドキは収まり、普通に過ごせるようになってきます。これは、脳が刺激に慣れてきて、酸素交換がスムーズになっているのです。

よく「脳を使えば使うほど頭がよくなる」と言いますが、それは脳科学の観点から言うと、**「頭がいい」のは脳の酸素交換が効率よく行われている状態で、「頭が悪い」のは酸素交換がうまくいっていない状態なのです。そして、「頭が悪い」から「頭がいい」になるまでの過程が、「脳が成長する」ということなのです。**

しかし、「頭がいい」状態のままでいると、脳が固まって何の反応もしなくなってしまいます。酸素交換の効率がよすぎるために、次第に酸素の供給も反応も鈍ってきてしまうためです。

美男子に初めて会った時は胸がドキドキして顔が熱くなっていたのに、彼と結婚して毎日顔を合わせていると、胸がときめくこともなくなり、目を合わせることも面倒になってくる……といった具合です。

脳は揺らぎながら成長するものです。言い換えれば、「頭が悪い」状態は脳が成長するチャンスでもあるのです。ですから、慣れないことや新しい情報は、楽しみながら積極的に求めていくようにしましょう。

脳は酸素交換しながら枝を伸ばす

成長する脳の白質ネットワーク

では、「脳が成長する」ということは、具体的にどういうことでしょう。「頭がよくなる」過程で、私たちの脳の中ではどのようなことが起こっているのか説明しましょう。

大脳にある脳番地は「皮質」と「白質」で構成されています。皮質は神経細胞が集まってできていて、実際に何かを考えたり、情報を処理したりするところです。一方、白質は神経線維でできており、皮質同士を結ぶブロードバンドの役割をしています。

神経線維は情報を受け取ることで成長します。神経線維が成長すると、次ページ図12のように白質が太くなり、それに合わせて皮質の神経細胞も育って表面積が広くなります。これが、「脳が成長する」ということです。

私たちの脳は、何かを見たり、聞いたりして、情報を取り入れます。すると、白質が伸び、情報を脳番地間で行き来させる道筋が造られていきます。脳は使われるたびに、皮質の細胞群が整えられ、白質が順調に伸びて、脳番地をつなぐネットワークを構築していく

図12　脳番地の成長

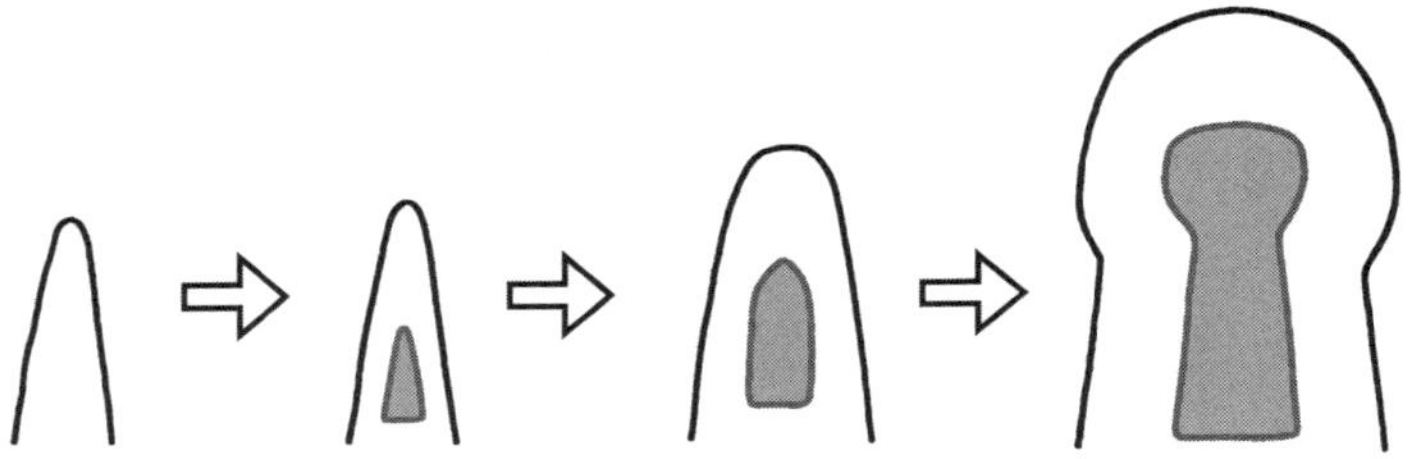

白質の発達と同時に皮質の表面積が拡大。この過程は、樹木が枝を伸ばす様子に似ている。

のです。そうして、皮質と白質が大きくなっていきます。つまり、私たちの脳は、情報処理のために酸素を消費し、白質を伸ばして成長しているのです。

赤ちゃんの脳は、まず五感（嗅覚・触覚・味覚・視覚・聴覚）に関わる領域が発達していきます。その中でも、真っ先に発達するのは、皮膚感覚を担当する脳番地で、触覚から情報を収集するための場所。さらに、運動系脳番地が発達して、動きながら刺激を脳に取り込んでいきます。

その後、生後1～2か月の間に、音や光を受け取る視覚や聴覚の領域が成長し、その周囲にブロードバンドが広がっていきます。

そしてその後、入力された情報を解析する領域が発達し、さらに、脳番地の間で高度で詳細な情報をやり取りする連絡網が構築されていくのです。

脳の枝ぶりの成長は一目瞭然

私は、ＭＲＩの技術を応用して、その人の脳が、どのように白質を伸ばしているかを見ることができる撮影方法を開発しました。23ページで紹介した社長の脳画像も、この方法で撮影したものです。

次ページの図13を見てください。黒くなっている部分は1年ほどの間に成長した白質です。右側の2歳児の脳の画像は、太くなった白質が木の枝のように伸びているのが分かります。私はこれを「脳の枝ぶり」と呼んでいます。

一方、図13、左側の生後9か月乳児の脳はほとんど真っ白で、運動系脳番地の枝がわずかに生えている、という状態です。これは、まだ歩行ができず、外界からの刺激を受けて十分に脳を使っていないためです。**私たちの脳は、いろいろな経験を積んで、そこから情報を得ることで、「脳の枝ぶり」を成長させています。**

図13　子どもの脳の成長が見える

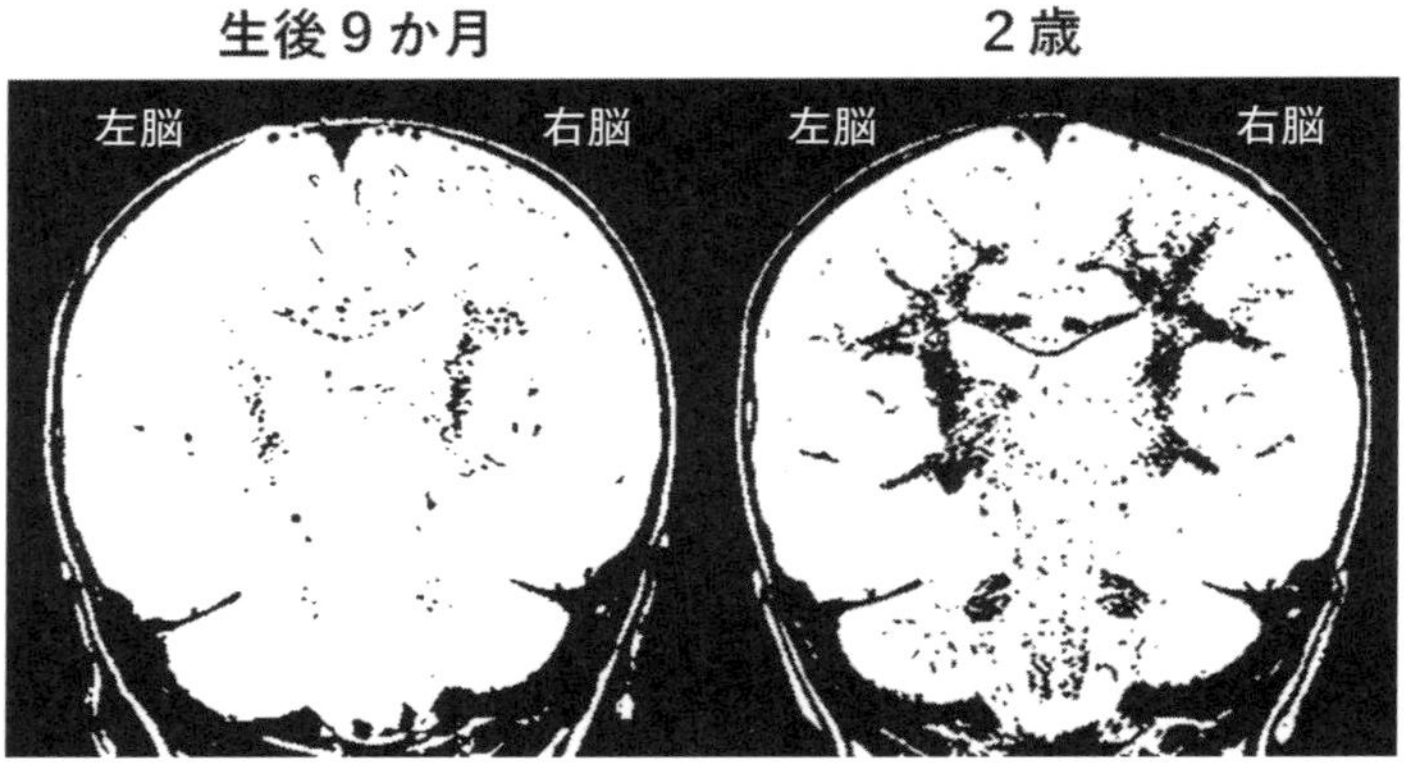

しかし、２歳になるまでには歩行も可能になり、活発に脳に情報を取り込むようになります。すでに、２歳児の脳でも、場所によって、枝の伸び具合と太さがそれぞれ違っているのが分かります。じっくり見ると、左脳に比べて、右脳の枝ぶりの方が黒く成長していることが分かります。この枝ぶりの違いが、脳の成長のアンバランスさそのものです。

右脳から成長し、左脳が追いつく

脳番地の成長は人によって異なりますが、成長の順番はある程度決まっています。前述の脳画像のように、右脳から先に成長していきます。生まれてから言葉を覚えるまで、赤ちゃんの脳は周囲の人の表情や音、愛撫、声のトーンなど、言葉ではない、事象や感覚、感触などから情報を得ています。意思を表明するのにも、泣いたり笑ったり、身ぶり手ぶりを使います。前述したように、これらは非言語の情報ですから、主に右脳の担当です。だから新生児の脳は右脳から成長していきます。

４、５歳になって、言葉を使えるようになったら、今度は左脳が成長し、10歳ぐらいで右脳に追いついてきます。この頃にようやく左脳と右脳が左右対称になってきます。それ以降は本を読んだり、人と会話したりと言語の情報を多く得ていくので左脳がどんどん発達していきます。

感情系脳番地も同様です。親や家族が笑いかけてくれたり、抱っこしてくれたりすることで、赤ちゃんは視覚や聴覚、皮膚感覚を通じて周囲の感情に関する情報を取り入れます。そうして、感情系脳番地は、まず右脳が育っていきます。

このように、**脳番地の成長には、ある程度の順番があります。しかし、成長にともない、遺伝子に支配されてきた要素よりも、環境と経験の要因の方が、より脳の個性を作っていきます。**その後の成長の仕方は、その人の生活環境や習慣、嗜好などが大きく影響します。ですから、この方法で撮影した画像を見ると、その人の脳の使い方が一目で分かるのです。

悩みと成長を生み出すアンバランスな脳の枝ぶり

樹木の枝の伸び具合が一本一本異なるように、「脳の枝ぶり」の成長の仕方も人によってまったく異なります。

図14の37歳の女性の枝ぶり脳画像を見ても、左右非対称に成長していることが分かります。右脳と左脳の枝ぶりの黒さを比較しても、左右で非対称になっています。

黒く太い枝ぶりのよい脳番地はよく使われて発達し、逆に、薄く細く小さい枝ぶりは現在使われていない「休眠中」の脳番地です。「休眠中」の脳番地は、もともと成長せず使われていない、もしくは使われなくなって衰えていると考えられます。

普段よく使っている脳番地の枝ぶりは豊かにイキイキと写り、反対に、あまり使っていない脳番地の枝ぶりは劣化して写りが悪くなります。

枝ぶりの元気度は、鍛えた筋肉がモリモリしている様子と、使わない筋肉のようにペラペラな状態とを考えれば分かりやすいでしょう。

これまで、新生児から１００歳の超高齢者まで1万人以上の脳のＭＲＩ画像を分析してきました。その結果、脳の枝ぶりは90歳代になっても成長することが分かりました。です

図14　37歳女性の脳

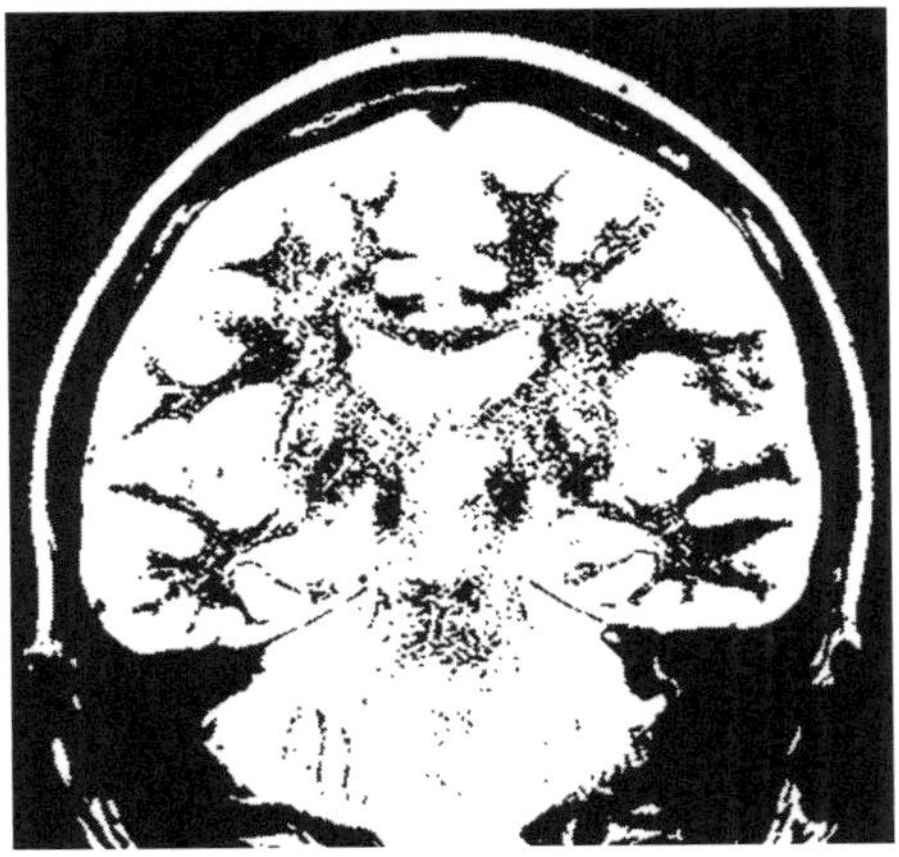

から、この37歳の女性もこれで脳の成長が止まったわけではなく、これからも努力次第でどんどん成長していきます。

もちろん、加齢による老化は脳にも起こります。しかし、一方で脳を育てようと思えば、何歳になっても白質と皮質は成長するのです。

多くの人は年齢を重ねると、徐々に頭が固くなってしまいます。「若い人よりも長く生きている分、たくさんの経験を積んでいる」というプライドや「今から新しいことを始めるなんて無理」といったあきらめが、新しい知識や情報を吸収するジャマをして、脳の枝ぶりを衰えさせてしまいます。そして、**「脳は年齢とともに衰える」という間違った認識を持ってしまいます。**

現在99歳の生活評論家・吉沢久子さんの脳を初めて撮影した時のことは今でも忘れられません。吉沢さんは当時91歳でしたが、年齢を感じさせない、若者のような脳でした。普通の人なら50歳前後から萎縮が始まる海馬も、吉沢さんはまったく衰えていませんでした。吉沢さんの脳は海馬だけでなく、記憶機能の低下に強く影響する小脳も、各脳番地もしっかり成長して、イキイキとしていました。小脳や海馬が強いことは認知症を寄せつけない脳であるとも言えるのです。

5年後、96歳になった吉沢さんの脳を再度撮影させていただくと、もともとよく発達していた思考系脳番地と運動系脳番地を結ぶ部分が、前回より、さらに発達していることが分かったのです。96歳になっても脳の成長が確認できたのです。

脳はいくつになっても成長する器官です。吉沢さんは歳を取らない特殊な体質というわけではありません。五感を働かせて、好奇心を忘れず、日々新鮮な感動や驚きを感じる生活を送るようにすれば、誰でも吉沢さんのようになることができます。

つまり、**悩みをコントロールする脳を作るのは何歳からでも遅くはないのです。「私なんて、もう手遅れ」と言っている人は、言ったその日から衰えが始まっていると思いましょう。まずは行動。これが脳トレーニングの鉄則です。**

悩みをコントロールする「脳トレーニング」

悩みは脳の成長のアンバランスさを映し出す

悩みとは前述してきたように、脳が答えを出せずに思考がループして右往左往している状態です。

脳は、弱い脳番地を刺激されると、それに対処するにはどの番地を使えばいいか分からなくなります。ある脳番地に行って行き止まりになり、次の脳番地に行ってみたけど、そこも行き止まり……。どこに行っても行き止まりになってしまい、また最初に戻って同じことをいつまでも繰り返しているのです。これによって、イライラや焦り、悲しみなどの感情が生まれます。この感情のブレが、「悩み」へとつながるのです。**悩みは、脳の酸素消費をムダに継続させ、呼吸をして休みたい脳は疲労を感じるのです。**

脳は、普段あまり使っていない、成長が未熟な脳番地から悩みを生み出します。つまり、成長が番地ごとにアンバランスな人は、感情がブレやすく、脳をまんべんなく使える人は、悩みにくい人と言えます。

ほとんどの人は、今まで悩みと感情のブレが別物であることを意識したことはなかったのではないでしょうか。

成長する脳は、誰でもアンバランスになります。ですから、悩みにくく、悩みが深まるきっかけとなる感情のブレが生まれにくい脳にするためには、その偏りに合わせた「脳の使い方」を意識する必要があります。

悩みに対処できる「脳の使い方」を覚えることは、悩みにとらわれない人になるために必須の脳トレーニングなのです。

悩みに合わせた4つの脳トレーニングをマスターしよう

悩みをコントロールする脳の使い方は、大きく４つに分けることができます。

1　左脳と右脳を区別して、感情系脳番地の左右差を整えること

感情を生み出す大もととなるのが、感情系脳番地です。この脳番地は、左脳と右脳のどちらかに発達が偏ると、自己主張する左脳と他人を思いやる右脳のブレが生まれやすくなってしまいます。できるだけこの２つの気持ちの感情差をなくして、強さが均等になるよ

うにトレーニングしていきます。

2　悩みの原因となる弱い脳番地を上手に育てる方法を身に付けること

弱い脳番地は小さな刺激でも敏感に反応してしまうので、感情がブレやすく、そこから悩みにつながってしまいがちです。あなたの強みの脳番地で、弱点となる脳番地をカバーするのです。

自分の弱い脳番地がどこなのかを知り、そこを鍛えれば、感情がブレにくくなり、小さなことで悩まなくなります。

十分に育っていない脳番地を、よく鍛えられた脳番地と同じように使おうとすると、脳は大きな負担を感じます。ですから、弱い脳番地を使う時は急激に負担を与えすぎないように使い、徐々に育てていくことを心がけましょう。

3　日常生活で使う脳番地を意識して変えること

弱い脳番地を使おうとして悩みが生まれるのなら、使う脳番地を変えてみることも大切です。

いつも同じことで悩んでしまうという人は、特にこれを意識してください。いつも同じ悩みを抱えているのは、いつも同じ脳番地のせいで悩みが生じているということです。ですから、いつもと違う脳番地を使ってみるのです。

4　必要に応じて感情系脳番地を遮断すること

クヨクヨしたり、どっぷり落ち込んでしまったりした時などは、いったん感情をシャットアウトした方がいい時があります。こういう時に自在に感情を遮断するスイッチを持っていれば、あなたの悩みはかなり楽になるはずです。このスイッチもトレーニングで身に付けられます。

具体的なトレーニング法に入る前に、この４つの感情系脳番地のコントロール方法について、もう少しくわしく解説していきます。

使い方①　左脳と右脳のバランスを取る

左脳と右脳の偏りを見つけよう

学者タイプの人に多いのですが、とても頭がいいのに、一般論しか言わない人がいます。こういう人に「あなた自身の意見が聞きたい」というと、すごく気分を害します。時には怒りを買う場合もあります。

こういう人の脳をＭＲＩ画像で見ると、左脳自体はよく発達しているのに、左脳の感情系脳番地の中枢である扁桃体の周囲は未発達でした。左脳の扁桃体は自分の感情を生むところですから、**左脳感情が弱いこの人は、自分の感情が分からないのです。弱い脳番地に「自分の意見を言え」という刺激を受けたものですから、どうしていいか分からなくなり、その結果、怒ってしまうのです。**

２章でも説明しましたが、右脳の感情系脳番地は他人の感情を汲み取り、左脳の感情系脳番地は自分の感情を生み出します。この左右のバランスが悪いと偏った人格になります。右脳の感情系脳番地が強く、左脳の感情系脳番地が弱い人は他人のことばかりが気になり、自分の欲求が分からないため、周囲に流されやすい人になってしまうのです。

逆に左脳の感情系脳番地が強く、右脳の感情系脳番地が弱い人は他人のことを気にしない、自分の欲求ばかり優先する人になります。いわゆるエゴイスティック、ひとりよがりな人になるのです。

つまり、右脳と左脳どちらかの感情系脳番地が弱いと、感情トラブルの原因を作りやすくなるということです。左脳の感情系脳番地が弱いと他人から被害を受ける気持ちが強くなります。右脳の感情系脳番地が弱いと自分でどうしたらいいか分からず、集団の中でパニックになりやすくなります。そのため、左脳の感情系脳番地と右脳の感情系脳番地の差をできるだけなくして、ニュートラルに近づけることが大切です。

人の気持ちを真似すると感情系脳番地は育つ

感情系脳番地を鍛える代表的なトレーニングは芝居をすること。役者になったつもりで、演じる役の気持ちを読み取り、セリフはもちろん、表情や動き、声の抑揚などさまざまな方法で表現してみましょう。それによって、感情を読み取る力も、感情を表現する力も鍛えられていきます。

そのため俳優の脳は、感情系脳番地がよく成長しています。感情系脳番地は８つの脳番地の中でも特にゆっくり、かつ、何歳でも成長していきます。ですから俳優は、年齢を重ねるほどに感情表現の力が伸びていき、芝居にもどんどん円熟味が増していくのです。

しかし、これまで芝居をやったことのない人には「これから芝居を習うのはハードルが高いな……」と感じる人も多いかもしれません。そういう人は、友人やアニメのキャラクターなどのモノマネをしてみてはいかがでしょう。**表情やしぐさ、しゃべり方などを真似すると、芝居をするのと同じように感情系脳番地が刺激されるので、人の感情を的確に読み取ったり、感情を豊かに表現したりするための訓練になります。**

感情系脳番地の成長のカギは右脳への非言語情報

感情系脳番地を鍛えるには視覚系や聴覚系の脳番地を活用することも重要。**「相手の気持ちが分からない」と悩むのは右脳の感情系脳番地が弱いことが原因です。**

しかし、それに加え、素直に相手を見ていない、相手の話を聞いていないことも多いのです。つまり、視覚や聴覚を通して、きちんと情報を入力できていないために右脳の感情系脳番地が育たず、相手の気持ちを察することができないということです。

特に現代人は、スマホやパソコンなど言葉の情報に依存して、非言語の情報収集が下手な人が多くなっています。左脳を刺激する言語情報をできるだけ遠ざけ、右脳の担当分野である非言語情報を積極的に取り入れることを心がけると、右脳の感情系脳番地の成長につながるのです。

そのためのもっとも簡単な方法は、家電製品や音響製品などを買った際、説明書きや解説を読む前に、実物を「よく見ること」です。意識してじっくり観察し、分析するクセを付けましょう。いつも会っている人でも、じっくり観察すると、今まで気づかなかったことに気づいたりします。

たとえば、ご近所の顔見知りの奥さんと立ち話をしている時に、彼女のバッグにくまモンのマスコットがぶら下がっているのに気づいたとしましょう。

「奥さん、くまモンが好きなの?」

「ええ。私、熊本出身なのよ」

「あら、そうだったの。熊本っていいところよね」などと会話が弾み、以前よりも相手に親しみを感じるようになります。

周囲をしっかり見て、分析し、他人の感情を汲み取る。これはまさに右脳を鍛えることになるのです。

観察や分析している時には視覚系や理解系の脳番地が働いています。感情系脳番地はそのどれとも結びついているので、感情系脳番地も鍛えられることになります。

もちろん、観察する対象は人間でなくとも、ペットや観葉植物などでもいいのです。よく観察することで新しい発見ができれば、脳が刺激されて右脳の感情系脳番地が発達していきます。

また、ペットや植物に向かって話しかけることは、自分の感情表現にもなります。言葉が分からない相手と思わずに積極的に話しかけてあげると、耳から言葉の情報が入り、同時に自分の左脳感情に刺激を与えることもできるのです。

左右の脳の交流が柔軟な脳を作る

感情系脳番地をそれぞれ鍛えるのと、同じ効果を得られる方法があります。それは小脳を刺激することです。

左脳と右脳をつなぎ、その２つの間でバランスを取っているのが小脳と脳梁（のうりょう）です。特に小脳は、右の大脳で起こったことが左の小脳に、左の大脳で起こったことが右の小脳に反映されています。大脳で起こったことに、すべて小脳が反応しているのです。

小脳はミステリアスな存在で、大脳が120以上の細胞に分かれているのに対し、小脳はたった4種類しかありません。その働きについても、まだ未解明な部分が多いのですが、小脳は大脳の影武者のような働きをしていると考えられます。

左脳と右脳のそれぞれの脳番地の交流が衰えると、感情系脳番地は柔軟性を失ってしまいます。いわゆる「お固い人」になってしまうのです。

そこで、右脳も左脳もまんべんなく使うことが、人間としてのバランスをよくする一番の近道となるわけですが、左脳と右脳をつなぎ、そのバランスを取っている小脳を刺激して、左右の交流を促すのはとても効果的です。

小脳は、新しい運動体験で刺激されます。また、体の左右のバランスを取ったり、体の中心を意識することでも刺激されます。

たとえば、平均台のような不安定な場所を歩いたり、目をつぶって片足立ちをしてみたりすると、体がグラグラしますよね。すると、体の左右のバランスを取ろうとして、小脳が刺激されるのです。

私は毎朝ベッドから起きたらまず、片足立ちをするようにしています。これは左右の脳を交流させるトレーニングとして非常に手軽にできるので、おすすめです。

同じように、仏壇に手を合わせるのも有効です。手を合わせると、私たちの意識は体の中心に向かいます。そうすることで、左脳と右脳のバランスが改善し、リセットされるのです。

使い方②　悩みを生む、弱い脳番地を育てよう

弱い脳番地から悩みが生まれる

感情のブレや悩みを生み出すのは、感情系脳番地だけではありません。

脳番地には、人によって「強い」「弱い」があることは、これまで何度も説明してきました。

強い脳番地とは、よく使われて発達している脳番地のことです。たとえば野球選手だったら、運動系脳番地がよく発達しています。さらに、ボールを目で追う行動が多いため、視覚系脳番地も成長しています。このように、日頃繰り返している行動に関する脳番地はよく使われるので、どんどん鍛えられて強くなります。

逆に、あまり使われない脳番地は未発達なままになっています。何年も使われないでいるとさらに劣化してしまうのです。これが弱い脳番地です。

弱い脳番地が刺激されると、過剰に反応してしまいます。すると、感情系脳番地以外の脳番地でも、弱い脳番地が刺激されると、悩みになる感情を生むきっかけになるのです。

たとえばプロのマラソンランナーならば「20キロ走りましょう」と言っても、問題なく走り切るでしょう。しかし、普通のビジネスマンや主婦が同じことを要求されても、そう簡単には走れないでしょう。

すると、「どうしよう、できない」と泣きたくなるに違いありません。弱い脳番地に刺激が行くのは、これに似ています。同じ刺激でも、受け取る人の脳番地の強さ、弱さで結果が違ってきます。

脳番地が弱い人は小さな刺激でも重荷になってしまい、「どうしよう」とオロオロしたり、「どうして、こうなるの？」と不安を感じたりしてしまいます。このように、脳番地の成長は人によって異なります。そして、その弱い部分が悩みにつながるのです。

弱い脳番地は使い方をひと工夫して鍛える

弱い脳番地はどう鍛えればいいのでしょう。

前項でも述べましたが、弱い脳番地は小さな刺激でも過敏に反応してしまいます。ですから、まずは簡単なことから始めて、徐々に難易度を上げていきましょう。

たとえば、文章を書くのが苦手で悩んでいる人は、意外と多いものです。こういう人は言語で表現し、短い記憶を担当する左脳の伝達系脳番地が弱いので、自分の思いを言葉にしようとしてもうまくいかず、考えている間に記憶が飛んでしまうのです。こういう場合はまず、何でもメモをするトレーニングをしましょう。

最初は、1日の行動をメモする程度でいいのです。朝・昼・晩の食事のメニューを書くとか、その日の自分の服装を書くとかでもいいのです。これがうまくいくようになったら、「お昼のうどんがおいしかった」とか「今日の服、私に似合うと思う」など感想を加えたり、人から聞いた話やテレビの情報などを書いたりしてみます。

それに慣れたら、日記を付けてもいいでしょう。日記を書くことで文章力が上がりますし、記憶力も上がります。さらに、日記に書くためのネタを探そうとして、情報を目や耳で集めるようになれば、視覚系脳番地や聴覚系脳番地も鍛えられます。半年も続ければ、弱かった脳番地はかなり鍛えられることになるでしょう。

また、団体競技のスポーツに挑戦してみるのもおすすめです。一見「文章がうまく書けない」という悩みには関係がないように思えますが、団体競技のスポーツは伝達系脳番地を大いに刺激します。自分の考えを簡潔に仲間に伝えるなど、プレー中は絶えず誰かとコミュニケーションを取る必要があるからです。

伝達系脳番地が未熟な状態で「文章を書こう！」と思ってもハードルが高く、なかなかうまくいきません。ですから、このように他のことで脳番地を育て、「文章を書くための下地」を整えていくことが効果的なのです。

未熟な脳番地は一朝一夕では成長はしません。最初はうまくいかず、そのためにいらだったり焦ったりします。しかし、積極的に脳番地を使って訓練を重ね、弱い脳番地を徐々に育てていけば、これまでできなかったこともできるようになっていくでしょう。

「マンネリ化」した脳番地を刺激する

弱い脳番地には、普段使わないために未熟な脳番地の他に、「使いすぎてマンネリ化してしまった脳番地」も存在します。

頻繁に使う脳番地は酸素交換がスムーズになっていきますが、スムーズになりすぎるとほとんど自動的に酸素交換が行われるようになります。**意識しなくても自動化されてできることが増えると刺激がワンパターンになり、使われない脳番地が広がり、どんどん衰えていってしまうのです。それが「マンネリ脳」です。**

皆さんは外出する時、必ず玄関にカギをかけると思いますが、家を出てしばらくしてから、「カギをかけ忘れたかな」と不安になったことはありませんか？　私たちは、特定の動作を毎日繰り返していると、だんだん頭を使うことなく、無意識でその行為をするようになってしまいます。それと同じことが脳内の酸素交換の場でも起こっているのです。

ここまで何度も繰り返してきましたが、人はそれぞれ、仕事や生活習慣によって、日頃使っている脳番地が決まっています。使い続けた脳番地は強くなりますが、同じことの繰り返しだけだと刺激がなくなり、脳の働きが悪くなります。すると、脳がマンネリ化し、慢性的な疲労を感じるようになります。

毎日同じことを続けるのは、脳にとっての「悪循環」になるのです。脳を鍛えようと思ったら、この悪循環を止めなければなりません。自分の日常生活を見直し、いつも同じことをしていると思ったら、変化を付けてみましょう。

まずは簡単なことからでいいのです。朝、歯を磨く時に利き手でない方で歯ブラシを使うとか、スーパーに行くのにいつもと違う道を通ってみるとか、そんなことから始めてみましょう。それだけで、マンネリ化した脳番地はビュンビュンと動き出します。

記憶の出し入れを操れるようになろう

脳番地の中でも、特に感情のブレの原因となりやすいのは記憶系脳番地です。感情と記憶が強くつながっていることは前章でも説明しましたが、記憶系脳番地をうまく扱えないことで生まれる悩みは非常にたくさんあるのです。

たとえば、「別れた恋人のことが忘れられない」という悩み。これは、記憶系脳番地に恋人との思い出が強くこびりつき、いつまでも更新されないことが原因です。

記憶系脳番地には、特定の記憶を思い出せば思い出すほど、その記憶をより鮮明に刻みつけるという性質があります。ですから、別れた恋人との思い出を何度も思い返すことは、かえって悩みの原因となる記憶を強くする行為なのです。しかし、いくら悩んでも、別れた恋人は戻ってはきません。つまり、悩んだところで事態がよくなることはないのです。

脳が古い情報にとらわれてしまった時は、新しい情報を加え、記憶を「上書き」してみましょう。 恋人が忘れられない人は、人が多く集まる場所に出かけてみるなどして、いろいろな人と話をしてみてください。あるいは、スポーツをしてみたり、普段は行かないところに出かけてみたり、何か他の新しい経験を積むことです。

すると、脳は新しい情報を処理するために、自然と悩みの原因となる記憶を思い返すことが少なくなります。また、新しい情報は脳に「新たな価値観」を生み出します。その結果、悩みとなる記憶を薄め、新しい記憶に更新することができるのです。

一方、「何をやっても楽しい気分になれない」という悩みは、記憶系脳番地が弱いために、上手に記憶を引き出せないことで引き起こされます。本当は楽しいことをたくさんしているのに、その記憶がすぐに薄れてしまうというタイプです。

こういう人は、楽しかった時の写真を見返してみたり、昔好きだった音楽を聴いてみたりすると、その時の記憶がよみがえってきます。昔書いた日記を読み返したり、数年前の手帳を見返してみたりするのもいいでしょう。「ああ、こんなことがあったな、懐かしいな」と楽しい気分になってきます。

先ほども述べましたが、**記憶系脳番地は、何度も思い返す情報ほど、より強く記憶する脳番地。その性質を利用して、楽しかった時の記憶を頭の中に刻みつけるのです。**

使い方③　悩みを別の脳番地にシフト

「脳番地シフト」を身に付けよう

悩んでしまったり、行き詰まったりした時に、その時働いている脳番地から、別の脳番地に働きを切り替えさせる……これが「脳番地シフト」です。怒りや妬ましい気持ちが起こる。つまり感情系脳番地が悪い方に活発になったら、別の脳番地が働くように、別の刺激を与える（シフトさせる）のです。

感情はいったん生まれると、なかなか急には変えられないものです。**感情が高ぶって脳に血が上ると、元の状態に戻るまでしばらく時間がかかります。感情が乱れた状態は脳の酸素交換がうまくいっていない状態**なので、感情が高ぶったままで行動すると、短絡的になってしまいます。カッとなるとすぐに物を殴ってしまうというのはその一例です。感情系脳番地が手を動かす運動系脳番地と直結しているために、感情がブレるとすぐに手が出てしまうのです。

こういう場合は感情系から運動系につながる道筋を他の脳番地にシフトして、感情が運動系にダイレクトに行かないようにする必要があります。感情は一度乱れるとすぐには落ち着きませんが、時間の経過とともにゆっくりと落ち着いていく性質があります。ですから、**短時間で感情が運動に直結しないように、時間をかけるのです。**

たとえば、何か嫌なことがあって落ち込んだ時に、楽しくなるような音楽を聴くようにすると、次第に気分が落ち着いてきて、少し元気になるということがありますね。これは感情系が活動しているところへ、聴覚系脳番地を刺激して、働きをシフトさせたわけです。美しい絵や写真を見ると心が洗われるというのも同じように視覚系脳番地にシフトしているのです。

また、同じ運動系でも、手を足にシフトするだけで効果は絶大です。いらだって声を荒げそうになったら足でリズムを刻んでみる、あるいは、何も考えずに1時間ひたすら歩いてみる。それだけで気分は変わります。

「貧乏ゆすり」も実は、イライラする感情を足の運動系にシフトして発散しているのだと私は考えています。貧乏ゆすりを嫌う人は多いですが、脳機能の側面から見ると実はとても有用なことなのです。

イライラするとすぐ物に当たるタイプの人は、悪い感情に振り回されることのないよう

に、脳番地シフトをうまく使って、感情をコントロールする方法を身に付けましょう。

カラオケで悩みを伝達系脳番地にシフト

悩んだ時はカラオケでストレス発散するという人はたくさんいます。実はこれは、脳機能の面から見ても、非常に効果的な手法なのです。

悩みというのは、脳の中だけで考えがグルグルと回っている状態です。たとえば「上司に嫌われている気がする……」と気になるとそのことばかり考えてしまう、いわゆる「気持ちを引きずっている」状態になります。そのために脳のパフォーマンスが下がり、ますます感情を害することになります。しかし、上司の気持ちをいくら考えたところで、自分の頭の中に答えがないので正解にはたどり着けません。

こういう時には一度、感情の循環を変えた方がいいのです。頭の中をめぐる考えを、いったん外に出してあげるとスッキリします。

カラオケはまさに、うってつけの方法。大声で歌を歌うことは伝達系脳番地を刺激します。十八番の曲を歌えば、これまで何回も歌った記憶がよみがえって記憶系脳番地も働くでしょう。カラオケは、感情や記憶といった「自分の中にあるもの」を、歌にのせてアウトプットしているのです。

カラオケをすることで悩み自体が解決するわけではありませんが、悩みを方向転換させることができます。**スッキリした頭でもう一度問題と向き合えば、意外とすんなり答えが見つかったりするもの。つまりこれも脳番地シフトの手法の一つなのです。**

使い方④　感情を遮断するスイッチを作ろう

「感情をオフにする儀式」を作ると便利

作業効率という面から見ると、感情が入らない方がうまくいく場面がよくあります。たとえば、「日本史のテスト勉強をしなければいけないけれど、日本史が嫌いだからやりたくないな」という時。これは、思考系脳番地が弱く自分に命令ができないパターンなのですが、そのせいで「日本史が嫌い」という余計な感情が入り込んでしまっている状態です。

仕事や勉強などは、余計な感情を挟まない方が効率を上げられます。感情系脳番地は他のすべての脳番地とリンクしていますから、感情が入るということは、多くの脳番地を経由する、つまり時間を食う作業になるのです。

時間をかけたくない時、急がなければならない時には感情を入れない。すなわち感情脳を遮断できるスイッチがあれば、作業効率は上がります。それだけでなく、感情がマイナスに働きそうな時にスイッチをオフにできれば、感情に振り回されて悩むことも避けられるようになります。

では、その夢のようなスイッチはどのようにしたら作れるのでしょうか。それは、何かの動作を「感情系脳番地をオフにするための儀式」にしてみることです。

単純に「気持ちを切り替えよう」と思っても、脳はそう簡単には切り替わってはくれません。しかし、「儀式」として何らかの動作を実行すると、脳が感情をオフにするための区切りを認識しやすくなるのです。

私の場合、その儀式は、「コーヒーを一杯飲むこと」です。コーヒーを飲むと、脳が一気に「仕事モード」に切り替わります。すると、どんなに嫌なことも「仕事だから」と割り切って取り組めるようになります。

もちろん、儀式の内容はどんなものでもかまいません。「近くの駅まで歩いてみる」でもいいですし、「勉強道具の横にゲーム機を置くと集中できる」という人もいます。この人は、ゲーム機を横に置くことで「いつでもゲームができる」と安心して勉強に取り組める、というタイプです。

こうした「儀式」を持っていると、仕事や勉強はもちろん、気乗りしない飲み会や、面倒事を頼まれた時などにも感情がブレにくくなります。あなたの脳に合った儀式を探して

みてください。

作業時間を区切って余計な感情を挟む余地を作らない

もう少し簡単にできる感情スイッチの作り方も紹介しましょう。それは、作業を短い時間に区切って行うことです。

勉強をする時、「今から3時間、英語の勉強をしよう」と机に向かっても、思うように進みません。それは、時間設定が脳には長すぎて、時間があると思ってしまい、その間に感情が入り込みダラダラしてしまうのです。

しかし、「20分でやろう」と思うと、脳は20分でできるような作業を探します。英単語の書き取りをしたり、簡単なイディオムを一つ覚えたり、目の前のことに一生懸命になり集中することができます。このように、作業時間を短く設定すると、感情が入る余地がなくなります。

20分でこの仕事を終わらせる、その後は何をする、というところまで決めてから作業するとより効果的です。

脳番地は成長具合で集中力の持続力が異なります。

弱い脳番地ほどすぐ疲れてしまうので、余計な感情が生まれやすくなります。ですから、弱い脳番地を使う作業の時は特に、脳番地に負担をかけないよう、短時間に区切って作業を行うのが効果的です。そうして慣れてきたら、徐々に時間を長くしていく。それによって、感情が入り込む余地を作ることなく作業に取り組むことができるのです。

脳が一度にスムーズにこなせるのは2つの動作まで

感情のスイッチをオフにする最も簡単な方法は、「一度に2つのことを脳にやらせる」ことです。

皆さんは、両手で同時にペン回しをすることができますか？　おそらく、ほとんどの人はうまくできないでしょう。うまくできないと、脳は両手で同時にペンを回すことに集中し、それにかかりっきりになります。そして、他のことを考える余裕はなくなります。

脳が一度にうまく実行できるのは2つの動作までなのです。ですから、2つのことをやらせると、その間、脳は感情を生み出さなくなり、悩みを忘れることができます。

たとえば、音楽を聴きながら勉強すると集中できる、ということはありませんか？　それはまさに、こうした脳の性質を利用した方法です。**「音楽を聴く」「勉強をする」といっ**

た2つの動作を行うことで、脳が「勉強したくない」という余計な感情を生む隙をなくしているのです。

ちなみに、この方法を行う場合、音楽は邦楽よりも洋楽がおすすめです。邦楽だと歌詞の意味を考えて、聴覚系脳番地の他に言語の理解系脳番地も使ってしまうため、今度は勉強をする余裕がなくなってしまいます。一見とても単純なことのように思えるかもしれませんが、この方法を覚えていると、いざという時にとても便利です。

悩んでいる間、脳はそのことばかりにとらわれてしまいます。ですが、一度その悩みを忘れることができると、その間に、脳全体はクールダウンできるのです。

感情系脳番地を上手にトレーニングするコツは？

脳の成長における最大の敵は「効率化」「マンネリ化」

「脳を鍛える」ことについて、皆さんは「鍛えればいいことは分かったけれど、いつまでやればいいの？」と思っているのではないでしょうか。

先に結論を言ってしまうと、「死ぬまで」続けてください、ということになります。

なぜかというと、脳番地を鍛えて、これで完璧！　という状態になったとしても、放っておくと、脳はその状態を維持してくれないからです。ここが脳の脳たる所以（ゆえん）とでも言いましょうか。脳は常に不安定で揺らいでいます。他の臓器のように完成形というものがないのです。

脳は一生成長を続けますが、常に刺激を受けていないと成長しないのです。成長しない脳は、他の臓器と同じように老化していく一方となります。

私たちは常日頃、何事においても、物事がスムーズに運ぶように創意工夫をしています。特にビジネスの世界では「効率化」が重要視されています。しかし、脳の成長においては、効率化が行きすぎると脳への刺激が減って、成長が止まってしまいます。

ここが厄介な話で、いくら一生懸命鍛えているつもりでも、鍛え方が毎日同じだと、脳は効率のいい酸素交換を覚えてしまって、刺激を刺激と感じなくなるのです。つまり効率化は脳のマンネリ化を招くのです。

これはスポーツの世界でも同じことが言えるので、それを防ぐために、たとえば陸上選手は毎日同じ距離を走り続けるのではなく、１メートルでも２メートルでも、前より距離を長くしていきます。体が慣れてしまうと、さらに負荷をかけないと鍛えられないからです。人間の体というものは慣れやすいものなのです。

脳も、いつもやっていることだけを繰り返していると、マンネリ化してしまいます。**脳の成長には、刺激（＝新しい情報）や脳を揺さぶる要素が欠かせません。「効率化」「マンネリ化」はその大敵なのです。**

弱い脳番地が刺激され、マイナスの感情に脳が支配された時、私たちはツラくなったり、苦しくなったりして、脳の働きは非常に効率が悪くなります。しかし、その時にこそ、脳は刺激を受けて成長しているのです。

逆に言えば、悩みを恐れる必要はないのです。**「悩みは脳が成長したがっているサイン」**

と前向きに捉えて対処しましょう。そして、脳をマンネリ化させないために、常に新しいことにチャレンジしていきましょう。

脳トレは「したい」と思って取り組むことが大切

前向きであることも、脳の成長には大事です。たとえば、会社で大きな仕事をまかされた時、「会社は私に期待してくれている」と前向きに取り組む人と、「なぜこんな面倒なことをやらされなきゃいけないのか」と思って取り組む人とでは、脳の成長も働きもまるで違ってきます。

なぜかというと、脳は「やりたくない」ことをやらされるのが大嫌いだからです。どんなことでも、自分が「したい」ことをやりたがり、他人から「させられる」ことには消極的になります。つまり、「やりたくない」は、脳を働かせたくない状態なのです。

ですが、私たちの日常には「やりたくない」こと、「させられる」ことが溢れています。やりたくないことを無理にやらされることで感情がブレ、脳の働きが一層低下します。

しかし、これも脳のトレーニングのよい機会と考えれば、違ったものとなります。

食事を作るにしても、ご主人やお子さんの好みを考え、栄養を考え、材料費を抑えて、遠くまで買い物に行かなくてすむようになど、献立作りは意外に面倒なものです。これを「ああ、面倒くさい」と考えないで、新しいレシピに挑戦するとか、家族の喜ぶ顔を思い浮かべて好物を作るとか、前向きに取り組むことで感情も上向きになります。このように、**「やりたくないこと」も、「自分のためになる」と思うクセを付けていきましょう。**

頭を悩ませる出来事も、新しいことへの挑戦も、脳を活性化させる貴重な体験です。脳に刺激を与えて鍛え続ければ、感情のブレや、そこから生まれる悩みに対応できるようになるはずです。

それでは、次章からはいよいよ実践編です。マイナスの感情をシフトさせ、悩みから解放される脳の使い方、トレーニングを、症状別に一例として紹介していきます。これまでの内容を踏まえながらトレーニングをしていけば、あなたの脳は、悩みにとらわれない脳へと生まれ変わっていくでしょう。

コラム3　断食は脳にいい？

近年、断食が流行しているという話を耳にしました。本来は一定の期間、食べ物や飲み物を口にしないという宗教的な修行行為ですが、「健康的にやせられる」「頭がさえる」などのメリットがあるとして、健康法としても注目を集めているそうです。

脳科学の観点から言いますと、「断食をすると頭がさえる」というのは本当のことです。それはなぜかというと、結果的に脳水が起こるから。脳が発達するというのは、「脳に脱水が起こること」です。脳は脱水を起こすことで白質を伸ばして成長しています。発達していない赤ちゃんの脳は水分量が多く、脳が成長するにしたがって水分量は低下していくのです。つまり、断食は、強制的に脳に脱水を起こして、覚醒と成長を促しているのです。

しかし当然のことですが、脳の脱水状態が長く続くと脳細胞は壊れてしまいます。水分量を元に戻す際も、ゆっくり戻していかないと体液バランスが崩れ、脳が破損してしまう可能性もあるので注意が必要です。

断食に挑戦する時は、専門家の指導のもと、体や脳に過剰な負担にならない範囲で行うようにしましょう。

第4章

悩まない脳トレーニング

症状
1

気が短い・怒りっぽい

怒りっぽさは聴覚系脳番地と大きく関係しています。聞く力が弱いために相手の話が理解できず、怒りに変わることがあるからです。そんな弱点も訓練次第で改善することができます。

人の話を聞いていられない

すぐに怒ってしまう人というのは、実は聴覚系脳番地が弱いケースが多いのです。

聴覚系脳番地はインプットの脳番地です。ですから、ここでの情報のインプットがうまくいかないと、理解系や思考系の脳番地もうまく働かなくなってしまいます。**怒りっぽい人は、聴覚系脳番地が弱いので人の話を聞いていられないので言われたことを理解できない↓理解できないので腹を立てる、という状態になりがちです。**

近年、話題になっている「キレやすい老人」もこのケースにあたります。自分の耳が遠くなっていることに気づかないで、周囲が自分に対して、何か理不尽なことを言っていると感じ、つい怒ってしまうのです。

聞き取り・書き取りで聴覚系脳番地を鍛えよう

感情は一度高ぶると、次ページ図15で示すように落ち着くまでに約6秒の時間を要します。怒りっぽい悩みを解消するには、情報のインプットの要である聴覚系脳番地を鍛える必要があります。**耳で正しい情報を受け取る練習**をしましょう。

聴覚系脳番地に利くトレーニングは**聞き取りしながらの書き出し**です。毎日部下や取引先の話を聞いてメモを取る習慣がある会社の経営者は、聴覚系がよく発達しています。彼らのように耳を鍛えて、人の話を正しく聞き取れるように訓練するのです。

手近な方法だと、**料理番組を聞きながらレシピをメモしてみる**のがいいでしょう。アナウンサーが作り方を読み上げるのを耳で追って、書き出してみるのです。聞き逃したり、聞き間違えたりしたら、番組の最後にもう一度説明してくれるので、そこで答え合わせをしてみましょう。これを毎日、10分間を目安にやっていくと、聴覚系脳番地が鍛えられていきます。

図15　怒りの持続

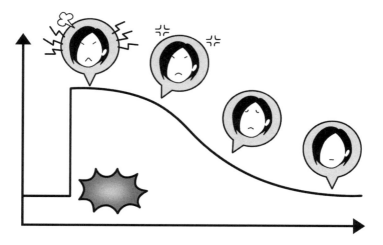

怒りがわいてから落ち着くまでに約6秒かかると言われている

症状2 物忘れが激しい

物忘れが激しいと、心理的には認知症が気になってきます。でも、忘れっぽいという自覚があれば、認知症が進んでいるとは言えません。記憶系脳番地を刺激すれば、物忘れもまだまだ改善されます。

短期記憶を忘れやすくなっている

人の顔は頭に浮かんでいるのに、どうしても名前が思い出せない。昨日見たドラマの内容は覚えているのに、ドラマのタイトルが思い出せない……。年齢とともに記憶力が衰えてくると、よくあることです。

これは記憶系脳番地が弱ってきていて、短期記憶（短い時間しか保持されない記憶）を忘れてしまいやすい状態です。認知症が心配で不安になってきますが、「最近物忘れが激しいな」という自覚があるのは、長期記憶（長い期間保持される記憶）がしっかり記憶されている証拠なので、ご安心ください。

もちろん予防するに越したことはないので、今のうちからしっかり記憶系脳番地を鍛えて認知症を寄せつけない脳を作っておきましょう。

身に付けた物のエピソードを語って、出来事記憶を強化

おすすめのトレーニングは、**アクセサリーなど自分が身に付けている物のエピソードを語ること**。物にまつわる出来事記憶を呼び起こすことで、海馬を刺激する方法です。

たとえば、旦那さんから指輪をもらった時のことを思い返してみてください。「雪の降る日にイルミネーションの前で」とか、いろいろなエピソードの記憶をよみがえらせることで、視覚記憶が強化されます。

人にもらった物や衝動買いしたこと、旅の記念に買った物を思い返すのも効果的です。中でも高い買い物は記憶に残りやすいので、細かいことまで思い出せるはず。私も以前、香港で30万円近いカバンを衝動買いした時のことをよく覚えています。結局はほとんど使わず、「人生で一番ムダな買い物だった」とは思うのですが、記憶力の強化に役立っていると思えば、悪くなかったかもしれません。「昔、こんなバカな買い物をした」とユーモアたっぷりに話せば、記憶力の強化だけでなく、周囲との会話も盛り上がるでしょう。

症状
3

自分のやったことを後悔しがち

失敗したことを何度も思い出して苦々しく感じるのは、誰にもあることです。でも、記憶系脳番地に蓄えられた記憶を上書きすれば、そんな気持ちを軽くすることができます。

記憶系脳番地と感情が強く結びつきすぎている

「あの時、なんであんなことを言ってしまったのだろう」、「あんなことしなければよかった」など、過去のことを何度も思い出しては後悔する。こういった悩みは記憶系脳番地が原因になって引き起こされます。

記憶系脳番地と感情系脳番地は結びつきが強く、強い感情は記憶にもしっかり焼きつけられます。**後悔しがちな人というのは、後悔している記憶を何度も思い出すことで、さらに出来事記憶と感情記憶とを強化してしまうのです。**それに加えて、過去の出来事にとらわれて、新しい情報を取り入れようとしないものですから、記憶が上書きされずに、いつまでも同じことを繰り返し考えてしまうのです。

新しい体験で今から記憶を作ろう

記憶は思い出すほどに強化される性質があります。しかも、過去の記憶が変わることはありませんから、同じ記憶を繰り返し思い出しては「あんなことしなければよかった」と後悔し続けることになるのです。

やったことを後悔しがちだという人は、**過去の記憶を振り返ることより、新しい記憶を作るように心がけてください。**過去の記憶は変わりませんが、新しい記憶で上書きすることはできます。ですから、どんなことでもかまいません。何か**新しい体験をすることです。**いつもとは違うことに挑戦して、前向きな新しい記憶を作るのです。

たとえば、**ちょっとぜいたくなランチを食べに行く。**以前から気になっていたレストランに、普段よりもちょっとおしゃれな服装をして行けば、気分や記憶も変わります。心躍る体験をすることで脳が変わり、過去の記憶の位置づけや意味づけを変えることができます。

他にも、習い事を始めたり、犬を飼ってみたりしてもいいでしょう。ちょっとでも気になっていたことを、この機会に脳トレだと思って始めてみてはいかがでしょうか？

症状
4

人前に立つと緊張する

緊張の奥底には「不安」があります。うまく伝えられるか、言いたいことを言えるか、などなど。伝達系や聴覚系の脳番地を強化すれば、不安解消にも役立ちます。

思ったことが話せない恐怖が緊張の原因になる

会議でのプレゼンや面接、結婚式のスピーチなど、人前に立つと緊張してうまく話せなくなってしまう。こういう悩みには、いくつかの原因が考えられます。

直接的な原因としては、**伝達系脳番地が弱いケース**が挙げられます。

また、**聴覚系脳番地が弱いケース**の人は「質問にきちんと答えられるか」など相手との受け答えをうまくできるのかどうか不安になりがちです。「うまく話せない不安」は事前に原稿を準備すれば解消されますが、質問を予測できなければ緊張は高まります。

伝達系脳番地が弱い人は、まず伝えたい主軸を定めよう

伝達系が弱い人はまず、話す前に自分の言いたいことを整理しましょう。「最初から最後までうまく話そう」と意識すればうまくいかなくなってしまいます。ですから「これだけは伝えたい」という話の主軸を決め、ポイントだけをしっかり話すように心がけます。

伝達系に効果的なトレーニングとしては、**「自分がやりたいことをリストアップする」**という方法があります。何でもいいですから、単純にやりたいと思うことを書き出してみましょう。**リスト化することで、自分のやりたいことが明確になります。**伝達系が弱いと判断に迷い、気持ちや主張をうまく表現できないもの。やりたいことを書き出すことで自分の気持ちがはっきりし、人前でも緊張しなくなります。

また、緊張しても「これだけは伝えたい」と決めていれば、達成感を得られます。こうした経験を重ねることも緊張の緩和につながります。

聴覚系脳番地が弱い人は、相手から情報を集める訓練を

人前で話す場合は、事前に、聞く人のことを考えてみましょう。結婚式のスピーチなら、楽しい気分で聞いているでしょうから、うまくしゃべれるかよりも、嬉しさを表現すれば

よいと割り切れます。また特定の誰かに向かって話しかけるつもりで話すのも効果的。相手の反応が分かりやすいため、普段話しているような感覚になり、緊張を緩和させることができます。

聴覚系に効くトレーニングには、**相手から情報を引き出す訓練があります。**たとえば、**美容室で美容師さんと会話をしながら自分との共通点がないか探ってみましょう。**好きな食べ物や芸能人、趣味、血液型など自然な会話の流れから探ってみるのです。注意深く話を聞き情報収集すれば、聴覚系にいい刺激を与えることができます。

症状
5

つい結論を急ぎすぎる

「急がば回れ」とはいうものの、なぜか焦って決めてしまう。毎日のように、そんな状況を目にします。そんな人には、脳にブレーキをかける思考系トレーニングが効果的です。

脳は面倒なことほど早く解決したがる

結論が出ないままの状態でいると気持ちが落ち着かない。じっくり考えたいと思うことも、人に急かされるとつい焦ってしまい、考えないまま返事をしてしまう。

これは、**思考系脳番地、特にワーキングメモリーが弱いという脳の弱みが関係しています。**脳は酸素交換をしてエネルギーを消費するのですが、面倒なことに直面すると、酸素交換が非効率的になり負担を感じます。すると脳は、「早く楽になりたい。働きを止めたい。もう考えたくない」と思って、結論を急ぎたがるのです。

しかし、実際の私たちの生活には、結論を急ぐ必要があるものは、それほど多くありません。それどころか、急いで決断をするとトラブルを招いてしまうこともあります。

特に大事な判断をする時などは、自分の脳に結論を先送りするようにしなくてはなりません。まずは、「この問題の結論は、自分が動かなければ決まらない。だから自分が納得するまで急がなくていいのだ」と自分にじっくり言い聞かせることです。そしてその上で、結論を焦らない脳を作るためのトレーニングをしていきましょう。

脳にブレーキをかけるトレーニングをしよう

結論を急ぎすぎてしまう人は、脳にブレーキをかける訓練をしましょう。具体的には、**普段の動作をゆっくりしたスピードでやってみることです。**

たとえば、ボールをできるだけゆっくり投げてみるとか、一歩を5秒くらいかけて歩くとか、動作をスローペースにしてみるのです。時間をかけて扉を開けたり、自転車をゆっくりと漕いだり、太極拳をやってみたりするのもいいでしょう。これを続けると、脳がペースダウンすることに慣れ、焦りが収まってくるのです。

インターバルトレーニングでも同じような効果を得られます。これは交互に走る、歩くを行う方法で、マラソンランナーなどが練習に取り入れています。緩急のある動作を交互に行うことで、脳に「オン」と「オフ」を意識させることができます。

症状
6

思うように仕事がはかどらない

仕事がたまってしまって残業続き。なぜこうも自分は仕事が遅いのだろうと悩む人も多いでしょう。仕事の処理が思うように進まないのは記憶系脳番地と関係があります。

時間の感覚が鈍いので自分の処理能力と無関係に引き受ける

できると思って引き受けたけれど、なかなか思うように進まない。何でも引き受けてしまうのは、あなたの優しさの表れではありますが、自分の能力以上の仕事を受ければ、パンクしてしまうかもしれません。

こういう人は「自己認識」ができていないだけでなく、時間感覚が鈍く、仕事の配分ができないのです。**時間感覚が乏しいわけは、記憶系脳番地が弱いためです。**自分のことが分かっていないので、自分の能力と受けた仕事を決められた時間内で配分することができず、どんどん仕事をためていってしまいます。

ストップウォッチで時間を決めて体を動かそう

こうした悩みを抱える人は、自己認識を高める必要があります。**時間を強く意識することで、記憶系脳番地の海馬を刺激してみる**ことをおすすめします。

時間を意識しないと頭だけが空回りし、行動をともなわないムダができやすくなります。そこで、行動を起こす前に、必ず完了する時間を決めたり、確認したりしてから動き出すことです。

おすすめのトレーニング方法は、**時間を決めて目をつぶり片足立ちをする**ことです。ストップウォッチを用意して、たとえば1分間、左足だけで立つと決めます。自分で１分間をイメージして実際の経過時間を比較し、時間感覚を磨きましょう。

片足でこれをやると足元がグラグラして安定しません。すると、嫌でも「自分」を認識するようになるのです。自分が今、どういう体勢をしていて、転ばないようにするにはどのように体重を移動したらよいか。そうしたことを考えると時間の感覚を忘れがちになるので、２つのことを同時にする能力も鍛えられます。

同じ理由で、時間を計って平均台を歩いたり後ろ歩きをしたりするのも効果的です。

症状
7

自分に自信が持てない

自分に自信が持てないのは、よほどの自信家でない限り、誰しもが持つ感情です。実はそれも脳と大きな関係があります。伝達系感情系の脳の訓練で自信を取り戻しましょう。

誰からもほめられず「自分はダメなやつ」の悪循環に陥る

この悩みの原因は左脳の感情系脳番地の弱さにあります。

毎日きちんと家事をしたり、仕事をしたりしているのに記録に残さず、そのことを振り返らない。そのために、自分のことをしっかり理解できず、「私は何もできない」とか「他の人はすごいのに、なぜ自分はこんなにもダメなのだろう」と考えてしまう。さらに、伝達系が弱いために自分の気持ちや考えを胸に秘めてしまい、人からほめてもらうことがなくなります。

すると、**ますます「自分はダメなやつだ」と思い込む悪循環に陥ってしまうのです。これは、的確な自己分析をすることができていないため**なのです。

自分の好きなモノを話してみる

自分に自信が持てない人は、**伝達系脳番地を使って、自分を他人にアピールする練習**から始めてみましょう。自分の気持ちを自分の中に閉じ込めるのではなく、周囲にあなたの魅力を伝えるトレーニングをするのです。

周囲の人に、自分の好きなモノや気に入ったモノを話してみましょう。たとえば、子どもの頃から好きな本、行きつけのレストラン、便利だった電化製品、面白かったテレビ番組……。内容は何でもかまいません。そのものの魅力を伝えるのです。

すると周囲の人は、すすめられたモノはもちろん、あなた自身にも興味を持つようになります。あなたのことがより理解されるようになり、周囲の人のあなたへの見方も変化するでしょう。「この間、教えてもらったレストラン、すごくよかったよ」とほめてもらえば、少しずつあなたの自信にもつながっていきます。

過去の自分を振り返って好きなモノを考えることは、自分への理解も深めます。理解系、記憶系の脳番地にもいい刺激になるでしょう。

あなたの「本当の自分」は思っているよりもずっと魅力的だと気づくと、状況も変わってくるはずです。

症状
8

憂鬱な気持ちになりがち

「憂鬱な気持ち」の背後には、漠然とした不安が潜んでいます。そんな時は、記憶系脳番地を幸せな記憶で上書きするなどして、不安を払拭するのが効果的です。

明確な未来展望が持てない

憂鬱な気持ちは感情系脳番地が生み出す悩みではありますが、原因を追究すると未来に対する思考ができなくなり、漠然とした不安も起こります。

恋人となかなか結婚話が進まず「このまま今の彼と付き合っていていいのかしら?」と考えてしまう。仕事で話がかみ合わない人との打ち合わせがあると「今日の打ち合わせは大丈夫か」などと不安になる。このように、**未来が明確に見えず自分で考えられなくなると、よくない未来が待っているのではないか? と憂鬱になってしまう**のです。

ひたすら歩いて、憂鬱な気持ちを脳から追い出そう

この悩みを解決する方法の一つに、未来の具体化を図る方法があります。たとえば恋人との関係で憂鬱になるなら、結婚話を切り出してみるのです。

しかし、そうはいかない場合もあるでしょう。**その場合の対処法は反対に、「何も考えないこと」。**未来に何が起こるかはいくら考えても分かりませんし、漠然とした不安はいつまでたっても解決することができません。モヤモヤとした考えが、ただ頭の中をループするだけの状態に陥ってしまいます。

そんな時は、音楽を聴きながらひたすら歩いてみるなどして、一度この悩みから離れてしまいましょう。音楽を聴いて聴覚系脳番地を刺激し、運動系脳番地を使って足を動かす。この作業をやれば、脳が余計なことを考える余裕がなくなり、憂鬱な気持ちを忘れることができます。

楽しかったことを思い出してみるのも、有効な方法です。憂鬱になりがちな人は、**幸福な記憶を思い出すことが肝心**です。たとえば、恋人との関係で憂鬱になっている人は、出会った頃に流行していた曲を聞いてみたり、その頃の写真を見返したりしてみるといいでしょう。聴覚記憶や視覚記憶が刺激され、初心に戻って考えることができます。

症状
9
必要以上に不安がる

人によっては、心配で心がいっぱいになってしまうことがあります。それは、発達した感情系脳番地が原因。そんな時は体を動かして、感情系脳番地を休止させましょう。

感情系脳番地が強いと過剰に想像してしまう

「旅行の最中に地震が来たらどうしよう」、「仕事でミスをしたらどうしよう」……。他人から見たら「考えすぎだよ」と笑われてしまうけれど、どうしても、先のことが気になってしまい、不安になってしまう。

これまで「悩みは弱い脳番地から生まれる」と何度も述べてきましたが、こういう悩みを抱えている人は、それとは反対に、感情系脳番地が発達しているパターンが多いです。**右脳の感情を受け取る力が高すぎるために、環境からの心理的影響を受けて、かえってあれやこれやと想像してしまい、不安になってしまう**のです。

頭ではなく体を動かして悩みのスイッチをオフに

これは過剰な想像が、脳の中をぐるぐると回ってしまっている状態です。実際に起きたトラブルならば対処して解決できますが、起きていないトラブルは対処もできないので、余計にループしやすいのです。そうなったら、一度この問題からは離れた方がいいのです。

不安な考えが頭をめぐり出したら、**体を動かして、いろいろと考えすぎてしまう思考系脳番地の働きをいったんストップさせましょう。**感情系が不安定に揺れると、頭で考えているとと際限なく想像が広がっていくだけで、ますます不安が募っていきますから、体を動かすことで想像や妄想をストップさせるのです。「憂鬱な気持ちになる」対処法と同じです。

たとえば、体操をしたり音楽に合わせて踊ったり、あなたの好きなものならどんなことでもかまいません。真剣になって取り組んでいれば、起きてもいない地震や仕事のミスなどを考える余裕がなくなり、不安を脳内から追い出すことができます。

もともと感情系が強いあなたなら、音楽や絵画やダンスなど芸術系が向いているかもしれません。お気に入りの曲を流しながら実践すれば、楽しい気分にもなれます。

よく育ったあなたの感情系脳番地は大切な宝物です。不安を追い出す脳の使い方をマスターできれば、鬼に金棒です。

症状10

自立できない、依存心が強い

依存心が強い人を最近、多く見かけます。責任を負いたくない、という心理があるのかもしれませんが、脳科学の観点から言えば、理解系脳番地の強化で対応できます。

自分のことが分からないから人のせいにする

細かいことも上司に確認しないと気がすまない部下や、いつまでもひとり立ちできない子ども、そして、子離れできない親……。「自立できない」悩みを抱えている人は世間で多く見受けられます。社会問題にもなっているニートや引きこもりも、この一種でしょう。脳の観点から考えると、2つのケースを想定できます。

一つは**左脳の感情系脳番地が弱くて、自分がどうしたいのかが分からない**というケースです。自分の感情をつかさどる左脳の感情系脳番地が弱いと、自己感情分析ができず、他人への依存が強くなります。この場合も同じで、自分の意見がないために、「誰かに決めてもらいたい、やってもらいたい」と人に依存してしまうのです。

子から親への暴力はその最たる例で、彼らは自己理解が弱いために自信がなく、その裏返しとして暴力をふるいます。そしてそこには「この相手なら暴力をふるっても許される」という、誤った行為を正当化してしまう甘えと依存心があるのです。

社会参加で理解系脳番地を鍛えよう

もう一つは理解系脳番地が弱くて、自分のことが分からないというケースです。この悩みの対処法の一つに、外へ出て社会的な活動をすることが挙げられます。たとえば、市町村主催の奉仕活動などに参加してみてはどうでしょう。家のまわりのゴミ拾いなどもおすすめです。社会や他の人のために働くことで、「自分でやる」という意識が鍛えられます。また、この時、リーダー役を募っていたら、進んで引き受けてみてください。**リーダー体験をすると、理解系脳番地が鍛えられ、自分の行動や意思がはっきりしてきます。**

他の対処法もあります。その一つが、自分の長所を挙げること。「きれい好き」「読書が好き」「昆虫にくわしい」「絵を描くのが得意」「食べ物の好き嫌いがない」など、何でもいいので５つ挙げてみましょう。これを繰り返し続けると、**弱かった自己感情分析が強化され、自分への意識が高まります。**

症状 11

飽きっぽい

目標も目的もなく何かをするなら、続けることは至難です。何事も目標を立てて取り組むことが大切。思考系脳番地を鍛えて考える力を養えば、飽きっぽさも改善できます。

飽きっぽいのは明確なゴールが見えないから

勉強もスポーツも、いろいろ挑戦してはみるものの、どれも長続きしない。「熱しやすく冷めやすい」タイプの人は多いものです。

飽きっぽさの原因は、思考系脳番地の弱さにあります。思考系が弱い人は計画設定が苦手。そのため、何か興味を引くものがあると、「とりあえずやってみよう！」と見切り発車的に物事を始めてしまいます。これが飽きっぽさの原因になるのです。

脳は目標があると、簡単には飽きません。やるべき行動が決まっていれば、脳はそれをこなすために集中します。ところが、目標がないと「何をすればいいんだろう」と考え込んでしまい、やがて脳が疲れて飽きてしまうのです。

たとえば、「カッコいい」という理由で英語を習っても上達しませんが、「イギリス旅行に行く！」と決めると力が入ります。**飽きっぽさは明確なゴールを設定できれば解消します。**

同時に2つのことをやり、思考系脳番地を鍛えよう

目標を立てて物事に取り組めるようになれば「飽きっぽい」という悩みは解消されるのですが、思考系脳番地が弱い人にとってそれは容易なことではありません。そこで、まずは思考系脳番地を鍛えることが必要になります。

日常で手軽にできる思考系脳番地トレーニングは、**やることを2つに絞って行動すること。たとえば音楽を聴きながら家事をしたり、ガムを食べながら本や新聞を読んだりしてみてください。**これは、脳の２つの場所に同時に指示を出す訓練です。

思考系脳番地が弱い人が一つのことだけをやろうとすると、注意力が散漫になってしまいます。思考系脳番地が刺激されず、なかなか発達しないのです。そこで同時に２つのことをやると、他に興味が移る余地がなくなるため、２つの作業に集中するようになります。それを繰り返すうちに思考系脳番地が刺激され、徐々に成長していくのです。

症状12

我慢ができない

タバコや好きなお菓子を我慢するのはとてもツライことです。日常の簡単な訓練で脳番地を刺激すれば、欲求をコントロールすることができるようになります。

欲求が暴走して止まらなくなる

ダイエット中なのにお菓子を食べてしまう、欲しいものがあるとつい買ってしまう、宿題がまだ終わっていないのにゲームをしてしまう……。

このように「我慢ができない」という人は思考系脳番地が未熟で、「今ゲームをやったら宿題が終わらない」といった先のことを考えられません。そのため、欲求を抑制できず、「欲しい」「食べたい」「遊びたい」といった気持ちが暴走してしまっているのです。

思考系脳番地を鍛えて「抑制力」を身に付ける

時間を意識した生活を心がけると思考系脳番地が刺激されます。たとえば、**いつもより**

１時間早く就寝するスケジュールを立ててみましょう。時間を有効に使うためには、いつものように漫然と時間を過ごすわけにはいきません。「何時までにこれをやる」と時間を区切って、１日を計画的に過ごすようにしましょう。すると、「夕飯の時間がずれてしまうから、早めに仕事を切り上げよう」という具合に、だらだらしやすい性格を自然に抑えられ、優柔不断だった人がてきぱきと動けるようになります。

一方で、**「我慢しなくていい時間」や「ノー我慢デー」を作ることも重要**です。突然全部を我慢しようとすると、反作用や拒否反応が出てしまいますから、時には欲求を開放する日を作って、メリハリを付けることも心がけてください。

ちなみに、我慢ができない人には、意外と自由な発想をする人が多く、創業者に多く見られます。思い立ったらすぐ行動をするので失敗も多いのですが、何度でも欲求に忠実に突き進んでいくので経験値が積み重なり、晩成する人が多いようです。一方で暴走しやすい傾向もあり、余計なトラブルを抱えたり周囲に迷惑をかけてしまったりもします。

こういう人は思考系脳番地を鍛えて暴走を抑えられるようにすると、もともとの高い能力に思慮深さが加わり、仕事上のトラブルもなくなり、部下や取引先とも円滑な関係が築けるようになるでしょう。

症状
13

なかなか気持ちを切り替えられない

何かが気になると、他のことを考えられなくなってしまう。それは「思い」で脳が支配されてしまうから。そんな時は、思考のテーマを切り替えて脳を解放しましょう。

脳は「メインテーマ」の思考に支配されやすい

恋していた異性のことで頭がいっぱいになって、他のことが何も手に付かない。そんな経験は多くの人があると思います。このように、好きな子のことで頭がいっぱいになってしまうのは、その時の脳の「メインテーマ」が「大好きな彼（彼女）」だからです。日常生活の中で、私たちの脳はあらゆることを考え、指示を出しているのですが、**脳にはその時、思考している「メインテーマ」に支配されやすいという特性があり**、そのせいで、気が付くとやっぱり彼（彼女）のことを考えている、という状態になってしまいます。

恋する相手が頭から離れないというのは微笑ましいものですが、リラックスしたい休日に仕事のことばかり考えてしまう、嫌な出来事が頭から離れないとなると、これは悩みでしかありません。本人はこの悩みを忘れて、すっきりしたいと思っているのですが、**脳の思考系脳番地をメインテーマとなる事柄が90％以上を占めてしまうと、なかなかこの悩みを忘れさせてくれない**のです。

他人まかせの時間を楽しんでみよう

こういう場合は、**新しい感動を取り入れて、思考するテーマを切り替える方法が有効**です。しかし、自分であれこれ考えるだけでは結局いつもの脳の使い方になってしまいます。そこで、**思い切って誰かの誘いに乗ってみるのがいいでしょう。**家族や友人に付き合って、どこかに行ってみるなど、普段はやらないことをやってみるのです。

たとえば、恋人が行きたがっていた美術展に一緒に行ってみる。すると、美術作品から新鮮な感動が得られ、相手とのコミュニケーションも生まれ、脳にいい刺激を与えられます。娘や息子が行きたがっていた遊園地に行ってみたり、人にすすめられた映画を観てみたりするのもいいでしょう。奥さんの買い物に付き合うのも効果的です。

その時に大切なのは、楽しむ気持ちを忘れないこと。前向きな気持ちで取り組めば、頭から離れなかったメインテーマを楽しい記憶にすっきりと切り替えられるでしょう。

症状14

なかなか行動できない

「なかなか行動できない」のも「飽きっぽさ」と同様、思考系脳番地の弱さが原因。計画を立てたり考えながら行動したりすることで、そうした悩みも改善できます。

左脳の思考系脳番地が弱くて、予定が組み立てられない

やるべき仕事や家事がたまっているのに、どうしても腰が上がらずつい先延ばしにしてしまう。そんなこともあるでしょう。

このタイプの人は**行動力よりも、計画を立てることが苦手であるケースが多い**のです。「仕事を終わらせるための段取りが立てられなくて、何からやればいいのかが分からず、なかなか手を付けられない。特に、目の前に仕事や家事が山積みになっていると、優先順位が分からなくなって混乱してしまいます。

これは「飽きっぽい」悩みと同じで、左脳の前頭葉、つまり思考系の弱さが原因。**自分のやりたいことを成功に導くためのプランニングができず、次にやるべきステップが見え**

ず、実行力の妨げになっているのです。

思考系脳番地を刺激して、自分への命令を変えていく

普段から、やるべきことのステップを意識しましょう。**最初は簡単なことから手を付けて徐々に難易度を上げていってみてください。**たとえば、部屋の掃除になかなか手を付けられないという人は、まず家の前を掃除してみましょう。公共の場の掃除は「他人に見られている」という意識が働いて手を付けやすいものです。その延長として、次は下駄箱だけでも片付けてみてください。すると、その次のステップとして、今までできなかった部屋の掃除も、すんなり手を付けられるようになるでしょう。このように、目標達成に向けて段取りを踏みながら作業をこなしていくのです。

思考系脳番地を鍛えるには、自分に命令を出すトレーニングが有効です。いつも流れ作業のようにこなしている動作を、普段とは違う手順でやってみるのです。たとえば、会社から家まで直進と右折だけで帰ってみる。そうすると考えながら歩くようになるので、思考系が活発になります。

症状
15

他人の意見や行動をすぐ否定してしまう

相手の意見を受け入れられないのは自己愛が強いから。そうとも言えますが、脳科学の観点からは違います。理解系を鍛えて相手も自分も理解すれば、変えることができます。

自己認識、自己評価が低い

家事を手伝おうとした子どもに「こんなにキッチンを汚して！」と怒ってしまったり、部下の提案を「全然ダメ」と切り捨ててしまったり。こういうタイプの人は、理解系脳番地が弱いと考えられます。**理解力がないために、自分が思っていることと違うことを他人がやった時に、相手の考えを理解できずに否定してしまう**のです。

こういう人の場合、**自己評価が著しく低いのが特徴**です。人にほめられず、自分もほめない人は、他者をほめることができません。自分のやり方へのこだわりが強くなり、他人との距離感を保つことが苦手になっています。

一日に3回、自分をほめてみよう

他者に対する評価は、自分自身に対する評価を映す鏡です。共同作業を通じて会話をするようになれば、一体感が生まれ相手への理解が深まっていきます。危機的状況を一緒に乗り越えた男女が結婚しやすいというのも、これと同じ理由です。

他の人への理解力を高める方法としては、**共同作業をする**こともおすすめです。２人で何かのプロジェクトに携わったり、一緒に遊園地の乗り物に乗ってみたり、子どもと一緒にお菓子作りをしてもいいでしょう。

また、「1日3回自分をほめる」というトレーニングをおすすめします。**他人に優しく接するようになるためには、まず自分に優しく接してください。**一生懸命に仕事をしたり、掃除をしたりすれば、そのたびに「よく頑張った！」と自分をほめてあげましょう。ささいなことでいいのです。繰り返すうちに自信と余裕が生まれ、他者に対しても余裕を持って接することができるようになります。相手を理解し、自分をほめる。脳の訓練次第で、「すぐ否定してしまう」という反応も抑えることができるようになるでしょう。

症状
16

日々の生活がつまらない。幸せな気持ちになれない

毎日がつまらないと思ったり、誰かと比べて自分は不幸せだと思ったり、そうしたことを私たちは心の問題と考えがちです。でも実は、脳に大きな関係があるのです。

記憶力が悪いために「つまらない」「不幸せ」だと感じてしまう

毎日がつまらない、新しい発想がない、日々の生活が味気ない……そんなふうに感じている人の多くは、本当は楽しいことをしているのに、そのことを覚えていないことが多いのです。せっかく、楽しいことをしていても、その時の出来事をすぐに忘れてしまっているだけです。

こういう人の問題点は、記憶系脳番地が弱いことにあります。「つまらない」理由はあなたの日常の過ごし方の問題ではなく、**したことや経験したことをきちんと記憶していないために起こるのです。**

ですから、悩みの解決には、**記憶を定着させる訓練が有効**です。忘れっぽい脳を刺激し

て、記憶力を高めるのです。

出来事を思い出して「楽しさ」を記憶に定着させる

これは私も実践しているトレーニングですが、**手帳にその日の出来事を書き留めておき、それを数日後、数か月後に読み返してみる**のです。「どこに行った」「誰と会った」「何をやった」など手帳を読み返してみると、自分でも意外なほど、いろいろな体験をしていることに気づくはずです。この「気づき」がとても重要なことで、「楽しいことをいっぱいやっていた」と認識すると、脳は働きがよくなっていきます。

記憶系脳番地は、自分が何をしてきたかを振り返ることで、その記憶が定着していき、それが認知症予防にもつながります。特に、やったことの記憶を時間軸で見ていくと、記憶力をつかさどる海馬にいい刺激を与えるので、手帳に書き込む時は出来事と一緒に時間も記入しておくといいでしょう。「午前10時、スーパーで買い物」、「午後2時、お花の会。4人出席。Aさん欠席、風邪」など、簡潔でもできるだけくわしく書くようにします。

読み返すことで記憶を振り返ることが重要なのです。思い出すことで記憶が脳に定着するようになり、記憶力が鍛えられ、認知症予防にもつながります。

症状
17

真面目すぎて融通が利かない

真面目すぎる人、融通が利かない人はたくさんいます。それは日本人の美点でもあります。でも、自分がもう少し、くだけた人間になりたいなら、こんな訓練方法もあります。

他者の行動に関する新しい情報を受け入れられない

真面目すぎて融通が利かない人は、「ルールはルールなのだから、きちんと守るべきだ」と考えています。もちろん、ルールを守ることは大切なことですし、他人のルール違反を見て見ぬふりができないというのはすばらしいことです。

しかし、人生にはアクシデントや予定外の出来事がたくさんあります。他人のちょっとしたルール違反にいちいち腹を立ててしまうと、疲れてしまいますよね。また、ある程度融通を利かせられる方が、まわりの人との関係がうまくいくこともあります。

融通が利かないという悩みは、**こだわりが強く、過去の自分の記憶に強く影響されることで起こります。相手の行動に関する情報を自分の記憶の中に仲間入りさせて、きちんと**

入力できないのです。だから、たとえば約束に遅れた時に、「こういう事情があるのだから、今回は許してあげよう」という気持ちが出てこないのです。

部屋での決まった居場所を変えてみよう

固定化してしまったパターン認識をマンネリ化させないようにしましょう。ここでおすすめするのは、**部屋にいる時の居場所を変えてみる**方法です。

いつもテレビの正面に座っている人は、テレビを背にして座ってみましょう。家族と所定の席を交換してみるのもいいでしょう。普段と違う場所に移ることで、見える風景などが変わり、自分の感覚も変わってきます。違う立場に立つことで、固定化された見方に変化が生じ、考え方が柔軟になっていきます。

思い切って**部屋を模様替えしてみるのも効果的**です。家具の配置を変えてみると「前よりも広く感じるようになった」、「窓の前のものをどけると、部屋が明るくなった」といった発見が生まれ、記憶系脳番地に柔軟な刺激を与えることができます。

症状 18

苦手な人を好きになれない、苦手な人が多い

「苦手な人」は、誰にでもいます。では、なぜ苦手なのか。それは脳の記憶に関係しています。だから記憶を上書きすれば、苦手意識を克服できるのです。

「この人は怖い」という記憶がフラッシュバックする

一度「Aさんが苦手」と思ってしまうとなかなかそれを払拭できないというのは、記憶系脳番地が原因で起こる悩みです。以前Aさんと言い争いをしたとか、Aさんが他の人を怒鳴っているところを見て**「Aさんは怖い」と思ったとか、よくない記憶が脳に強く残り、会うたびにその記憶を思い出してしまう**のです。

「年上の男性が怖い」「若い人が苦手」というような、特定のタイプの人間を苦手に思ってしまう悩みも同様です。子ども時代に父親によく怒鳴られていたから、父親を彷彿とさせる年上の男性に苦手意識を持ってしまう、といった具合に、**特定の誰かに対する記憶が、似た特徴を持つ人への苦手意識を生み出している**のです。

シチュエーションを変えて、記憶を上書きしよう

これまで何度もお話してきましたが、**マイナスの記憶は上書きして違うものに変えることができます。**私の例で言うと、楽しい思い出の少ない日々を送ったせいか、高校という場所が苦手で、卒業してからもほとんど足を向けることがありませんでした。しかし後に、高校での講演を頼まれたり、同窓会に参加したり、校長先生に著書を送ったりなどの交流ができてくると、昔のネガティブな思い出よりも、今の楽しさに引っ張られ、自然と苦手意識がなくなってきました。人に対する苦手意識も、記憶が持つこの性質を利用して払拭できるのです。

直接会うのではなく、いいところを３つ書き出してみるというのもおすすめです。威圧的で怖いと思っていた相手でも見方を変えると、意外と優しい部分が見つかるもの。**よい記憶を呼び起こし、好ましい点を見つけ、**苦手な人が好きになるきっかけを作ってみましょう。

症状
19

人に流されやすい

和を重んじる日本人はとかく他人の意見に同調しがちです。よく言えば相手への気遣い。気が弱いのかもしれません。しかしそれも脳科学の観点から変えることができるのです。

左脳の感情系脳番地が弱い

人に影響を受けやすい、周囲に流されやすいという人は、自分の価値判断基準が定まっていないということが考えられます。自分の気持ちがはっきりしていないので、人からアドバイスされたりすすめられたりすると、なんとなくそちらに傾いてしまうのです。

2章でも触れましたが、感情系脳番地は右脳と左脳で働きが異なり、右脳が他人の感情を推し量り、左脳が自分自身を主張するという役目を担います。ところが左脳の感情系脳番地が弱いと、自己感情分析がうまくできません。自分の感情や出すべき結論が、自分でもよく分からないのです。そのため、**はっきりとした自己主張ができず、人の影響で迷ったり、混乱したりしがちです。**そして、いつの間にか周囲に流されてしまうのです。

言葉で自分の主張を明確にする

自己主張ができない人は、**まず自己感情を明確にする必要があります。**自分のやりたいこと・好きなものが定まっている人は、人から何かを言われてもそう簡単にブレることはありません。ですから、**自分は何が好きで何が嫌いか、何をやりたくて何をやりたくないのかをはっきりさせることが、この悩みを解消するための第一歩**です。

たとえば、**自分の好きなもの・嫌いなものを5個ずつ書き出してみましょう。**自分の感情を言葉にして具体的に書き出すことで、自分が本当に好きなもの、自分がやりたいことが、だんだんはっきりとしてくるはずです。

好き：カレーライス、ラムネ、子猫、ラグビー、コスモス
嫌い：トマト、ネギ、ガラスをひっかく音、クモ、雨の日の電車の匂い

こんな感じの箇条書きで十分です。ジャンルは問いません。何でも思うままに書いてみましょう。書き出すうちに自分への意識が高まってきて、だんだんと自分の気持ちが見えてくるはずです。そうした訓練を重ねれば、安易に流されることも少なくなります。

症状20

断れない、決断力がなくて決められない

頼まれると断れないとか、迷っていつも決められないとか、そうしたことを性格だから仕方ないと思ってはいないでしょうか。脳を鍛えれば、自分を変えることもできるのです。

自分の感情がはっきりしていない

本当は嫌だと思っているのに断れないで、趣味とは違う映画に付き合ったり、他に行きたいところがあったのに、みんながそう言うならと同調して旅行先を決めたり。もし、あなたがその状況にストレスを感じているのであれば、避けた方が賢明です。

この悩みには、２つの原因が考えられます。一つは**左脳の感情系脳番地が弱くて、自分の感情がよく分かっていない**ケース。他人に一生懸命に頼み込まれると、それに応えようとして合わせてしまう、「流されやすい人」と似たタイプです。

もう一つは**思考系脳番地が弱くて、物事をはかりにかけられない**パターン。「決断力がなくて決められない」というタイプの人に多く見られます。ＡとＢとを比べた時、どちら

が得でどちらが損なのかを判断できず、結論が出せないから決められないのです。

プラスとマイナスの両方を考えるクセを付けよう

たとえばネクタイを選ぶ時、誰かに「これが似合うよ」と言われて決めてしまったら、似た柄を持っていた……なんてことはありませんか？　ノーと言えない悩みを抱える人は、そんなふうに自分の価値判断がさっと出てこない、優柔不断な人が多いのです。自分の中で物事の優先順位を付けられないから、そういう事態に陥ります。

そんな人に効果的なのは**「自分の基準を確立すること」**。どちら好きか嫌いか、損か得か、すぐに答えを出せるようにしていく訓練が有効です。感情系の左脳にも思考系の右脳にも刺激を与えることができます。

おすすめのトレーニングは、**その日の自分の服装やメイクなどを、自分で採点してみること**。あまり辛口にも甘口にもならないように、10点満点で採点してみましょう。「今日は友達にメイクをほめられたから8点！」、「昨日と同じ洋服で出勤したから5点」という具合です。これを続けていくと自分の価値判断がはっきりしてきます。要は、訓練次第なのです。

症状
21

まわりの視線が気になる

自分がどう思われているのか、強く気にする人が、あなたのまわりにはいないでしょうか。そうしたことにも脳の使い方の問題点があります。もちろん改善も可能です。

人の感情が汲み取れず、周囲が気になってしまう

「あの人は自分をどう思っているのだろう?」、「この人は私のことを嫌いなのじゃないかしら?」と、周囲のことが気になってしまう人も多いようです。

これは**他人の感情を汲み取る役目をする右脳の感情系脳番地が弱いために、他人の感情が推し量れないという状態**です。相手が自分のことをはっきり嫌いだと分かれば気にならないのに、「好きなのか、嫌いなのか、はっきり分からない」という状況が気になって仕方がないのです。

相手をよく見て感情を想像する力を鍛えよう

そんな自分を変えたいと思うなら、相手の感情を読み取るための訓練をしましょう。「こんな時、相手はどう思っているのか？」と、相手の感情や考えを想像してみるのです。スタンダードなトレーニング方法としては、**俳優の表情を真似る**方法があります。

演じるというのは他人になりきり、感情を表現する行為。ですから俳優は、演じるキャラクターの感情をしっかりと汲み取るために、視覚系と感情系の脳番地をフル活用しています。彼らの表情を真似することで、他人の感情に敏感になっていきます。

また、**その日に会った人を、「喜」「怒」「哀」「楽」の４つの感情に分類してみる**トレーニングもおすすめです。花が咲いたと喜んでいたから「喜」、腰が痛むようだから「哀」というふうに、その日会った人たちの感情を分類してみます。相手は誰でもかまいません。電車の中でイライラしたように足を揺すっている人は「怒」、恋人と仲よさそうに話しているから「楽」という具合です。

人の姿勢やしぐさ、何気ない一言にも、その人の感情を推察するヒントが隠れているもの。クイズ感覚で探してみましょう。観察力が鍛えられ、相手の感情を読み取れるようになります。

症状
22

友達ができない

友達ができない理由はさまざまです。孤独が好きな人だっています。でも、相手の気持ちが分からず付き合いに消極的になっているのなら、脳科学で変わることもできます。

相手の気持ちが分からない

私のクリニックに来る患者さんは「友達ができない」悩みを訴えます。これは老若男女を問わず、非常に多くの人が抱えている悩みです。ある患者さんが涙ぐみながら、「本当の友達ができたら、もう死んだっていい」と訴えました。彼女のように、孤独や寂しさを抱えていて、友達が欲しいと願っているのに、なかなか友達ができないと悩んでいる人はたくさんいます。しかし、実は相手も友達になりたいと思っているのに、こちらがはっきりと意思表示をしないから、すれ違ってしまっているということも数多くあります。

その原因となっているのは、**右側の感情系脳番地。右脳の発達が未熟なため、自分の感情は分かっても、相手の感情は分かりません。**そのせいで、「自分はこれが好き」「こうされるのが嬉しい」という情報を発信はできても、相手からの「友達になろうよ」というサインに気が付かないのです。

やや大げさに自分の感情を表現してみよう

こういう人は、自分の感情を押し出す訓練が必要です。「私はこういう人間です」というアピールをすると、相手は自然とあなたに興味を持つようになります。

普段から、やや大げさに感情表現してみてください。人に何かをしてもらった時、「いつも本当にありがとうございます、すごく嬉しいです！」と一言付け加えてみたり、「今日は一緒にランチができてとても楽しかったわ」などと、少し感情を込めて言ってみましょう。嫌だという気持ちも、勇気を出して口にしてみてください。

相手に気を遣って感情を押し込めていると、相手に「つかみどころがない人だ」と思われてしまいます。少しくらいわがままな方が、あなたの人物像を相手に明確に伝えることができますし、相手も「この人はこれを楽しいと思うのか、気が合いそうだ」という感情を抱きやすくなります。

症状
23

アドリブが苦手

変化に対し即座に対応できる人は頭の回転が速いなどとほめられます。でも、アドリブと頭の回転の速さはあまり関係がありません。変化への対応の早さは脳の鍛え方次第です。

その場の状況を正確に把握する力がない

予定どおりにことが進んでいる間は問題ないのですが、想定外のことが起きるとドキドキしたり、あたふたしたりしてしまう。こんな悩みを抱える人も多いものです。

アドリブが苦手という悩みは、**その場の状況を正確に把握する力がないために発生します。右脳の感情系脳番地と視覚系脳番地が弱いために、相手の表情やその場の様子から感情をパッと読み取ることができません。**そのために、自分が想定していない事態が起きたり、予想外のことを言われたりすると、頭が真っ白になり、何と返せばいいか分からなくなってしまうのです。

映画のシーンを頭で再現しながら覚えてみよう

弱点である右脳の感情系脳番地と視覚系脳番地を鍛えるには、目で相手を観察して、感情を読み取る訓練をします。

日頃から意識してほしいのは、**人をきちんと見て、その人が今、どういう状況にあるか、何を感じているかといったことを読み取ろうと心がける**ことです。日常的に相手の表情や場の状況をよく観察し、人の感情を想像することを意識すると、それだけで２つの脳番地は活動的になります。

具体的なトレーニングとしては、**「好きな映画のシーンを繰り返し見て頭の中で再現する」**ことです。一つ覚えたら、また別な映画を探して好きなシーンを増やしていきましょう。これは特に、人と目を合わせるのが苦手だという人におすすめのトレーニング。目を合わせられない人は、視覚的な記憶力も弱い傾向にあるからです。

それを繰り返しているうちに視覚系が鍛えられて観察力が上がり、人の感情の機微が分かってきます。そうなれば、予期せぬ場面に出くわしても自然とどう振るまえばいいかが分かってきて、アドリブも怖くなくなります。

症状
24

周囲のノリに付いていけない

にぎやかに盛り上がっているのに、どう振るまえばいいのかわからない。そんな悩みを抱えている人も多いはず。理解系や運動系の脳力アップで対応力を身に付けましょう。

右脳の理解系が弱く、人に共感できない

周囲が盛り上がっている時に自分だけ付いていけないと、人は孤立感を覚えます。「みんなから暗いやつと思われている気がする」とか「自分がいるせいで、場が白けてしまうのではないか?」とか、いろいろと考え込んでしまって、だんだん人と関わるのが億劫になってしまいます。

この悩みの正体は、右脳の理解系脳番地の未熟さにあります。**自分以外の人の行動の意味を察する役目をするこの脳番地が弱いために、他人に共感できない**のです。ですから、右脳の理解系脳番地を鍛えて、他者の行動を正しく理解するようになれば、他人に共感できるようになっていくでしょう。

また、「周囲から暗いと思われている気がする」という人は、往々にして表情が乏しいことが多いものです。**顔を動かす運動系脳番地をしっかり使って表情豊かに振るまえば、それだけであなたを見る周囲の目は変化する**はずです。

流行のモノマネをしてみよう

この悩みを抱える人には、演劇やモノマネをやってみることをおすすめします。流行を生み出す人物になりきることで右脳の理解系が鍛えられ、演じることで自分自身の感情表現も豊かになっていきます。演劇やモノマネは、伝達系脳番地を刺激しながら、理解系にも影響を与えるスタンダードな手法です。

手軽にできるトレーニングとしては、**家族や友人と会話をする時、話題に出てくる人のモノマネをしてみる**のがいいでしょう。「今日会社の上司にこんなことを言われた」という話や、昨日友達と遊んだ時の出来事を、上司や友人の口ぶりや表情、しぐさの真似をしながら、臨場感たっぷりに再現してみるのです。そうしたことを繰り返すうちに他者に共感する力が身に付いていくはず。普段使っていなかった顔の運動系脳番地を刺激するよう、意識して実践してみてください。

症状 25

つい余計なことを言ってしまう

「ああ余計なことを言ってしまった」。そんな失敗は誰にでもあります。特に男性に多く、思考系脳番地の働きが鈍いからだと考えられます。もちろん改善することもできます。

思考系脳番地の抑制力が働かないとすぐに口に出てしまう

この悩みは、夫婦間のトラブルでよく見られます。一生懸命ダイエットに励む奥さんに向かって、ご主人が「どうせいつもみたいに長続きしないだろ」などと言ってしまい、夫婦ゲンカが勃発。そんなシチュエーション、ありますよね。

もともと女性は男性よりも、聴覚記憶が発達しています。そのため、女性は「言われたこと」に敏感に反応しますが、男性は無頓着。そのため男性が「事実」を口にした時、女性にとっては「余計な一言」になりやすいのです。本人は「言わなきゃよかった、次からは気を付けよう」と毎回反省しますが、また言ってしまうというパターンが多いのです。

それは**思考系脳番地の働きが鈍くなっており、お酒を飲んで酔った時のように瞬時に思**

いついたことを口に出すことが、その人の脳のクセとしてシステムができあがっているからです。ですから、この悩みを解消するためには、このシステム自体を改善する必要があります。

一曲聴いて覚えているフレーズを書き取りする

思考系脳番地の働きが鈍くなっているということは、つまり「考えるより先に」口が動いて、言葉が出てしまうということです。ですから口ではなく、手を動かすクセを付けましょう。手を使うと、人はおのずと口を動かさなくなるのです。

おすすめのトレーニングとしては、**「一曲聴いて、覚えているフレーズを書き取りする」**という方法があります。口を動かす運動系脳番地を抑制できていなかった思考系脳番地が聴覚系を経由し、手を動かす運動系へと向かう迂回路を作ることで、スイッチが入ります。繰り返すうちに聴く回路が発達し、「とっさの場面でも余計なことを言わない脳」ができあがってくるでしょう。

曲は、普段よく聴くものより、いつもはあまり聴かないジャンルのものの方がおすすめ。歌詞を暗記していないので、より聴覚系脳番地に意識が向かいます。

症状
26

モテない

モテる人とモテない人はどこが違うのでしょう。容姿でしょうか、話し方でしょうか。実は伝達系脳番地が強く関係していて、「自分」を表現することが上手な人が好まれます。

人に自分のよさを見せていない

モテることは、伝達系脳番地と大いに関係があります。

たとえば、スポーツが得意な人がモテるのは、「その人がやっていること」が、他の人に見えやすいから。「このスポーツが得意」ということがメッセージとなり他者に伝わるので、その人に興味を抱きやすくなります。つまり、何でもいいから、**人に「自分のよさ」を伝えられる人がモテる**のです。

反対に、モテないことで悩む人は伝達系脳番地が弱く、自分を表現することが苦手な人が多いようです。自分のことを人に話さず、あまり他人とコミュニケーションを取ろうとしない。それではあなたの「よさ」を周囲の人は見つけられず、「あの人はきっと一人が好きなのかも」とか「私といても楽しくないみたい」とか思ってしまいがちです。

モテるためには、**伝達系脳番地をしっかり使って、積極的に自分自身のことを発信していくようにしましょう。**

休日の出来事を話す

モテないという悩みを抱える人は、「自分がやってきたこと」を表に出す習慣を付けましょう。人にあなたのよさを分かってもらうためのトレーニングが必要です。

たとえば、**身のまわりの友人・知人に休日の出来事を話してみましょう。**どこに行った、何をやった、誰と会った……。話すまでのことではないと思っても、こまめに話してみてください。何時にどこで待ち合わせたとか、お昼はどこの店でどんな料理を食べたとか、何でもかまいません。思わぬところが糸口になって、共通の話題で盛り上がったり、他人があなたに興味を持つきっかけになったりします。

自分自身のよさを理解することに対しては、**自分のプロフィールを書き出してみる**のもおすすめ。得意なことや好きなことを考えることで自分自身への理解が深まり、あなたの魅力が自分でも分かってくるでしょう。

症状
27

初対面の人とうまく話せない

なぜ初対面の人と話すのが苦手なのか。会話の始まりは、伝達系脳番地のコミュニケーション力よりも、どんな人かを見極める視覚系脳番地の情報取集力が大切なのです。

相手をきちんと見られないから、会話の糸口を見つけられない

親しい人となら楽しく過ごせるのに、初対面の人とはうまくコミュニケーションが取れない。この悩みを抱える人のほとんどが、「自分の話術がないせいだ」と思い込んでいます。

しかし、実際はそうではなく、最初の挨拶としての「こんにちは」がきちんとできていないからなのです。この場合の挨拶というのはファーストコンタクトから、相手の情報を読み取ることです。相手のことをしっかり見られなければ、相手から情報を引き出せない。それで会話の糸口を見つけられず、気まずい沈黙が流れてしまうのです。

つまり、**人見知りの原因は、伝達系脳番地のコミュニケーション能力よりも視覚系脳番地の情報収集力の低さ**にあります。この場合、いくら話術を磨いても、悩みを根本的に解

決することはできません。視覚系脳番地からきちんと情報をインプットできるようになることが大切です。

目で見て相手のことを知る訓練をしよう

人は通常、会っている相手の顔や表情、声の調子から相手の状況を把握するのですが、うまく話せない人はそれが苦手です。だからこそ、**意識的に、初対面の相手をしっかり目で見て、観察するクセを付けること**を心がけてみてください。じっくり相手を観察すれば「年齢が近そうだな」とか「メガネが私の好きなブランドだ」とか、話のきっかけになるものを見つけられます。**まずは相手の目を見て挨拶をすることから始めましょう。**それだけで、人見知りはずいぶんと改善されるはずです。

どうしても相手の目を見ることに抵抗感があるのなら、まずは、**「書店で売れ筋本の棚を見てみる」**ことです。色とりどりの表紙の本が並ぶ書店は、視覚系脳番地を刺激する格好の場所です。たくさんのタイトルを見ていくだけでいい刺激になりますし、今の流行の本を知れば、会話の材料を仕入れることもできて一石二鳥です。

コラム4　スポーツは体にいいけれど、脳震盪にはご注意を！

体を健康に保ち、鍛えることは脳にとっても有益です。

スポーツは脳に酸素をめぐらせ、多くの脳番地に刺激を与えます。運動系脳番地はもちろん、視覚系や聴覚系、思考系などが使われますし、団体競技であれば、チームメイトとのコミュニケーションを通じて伝達系も鍛えられるでしょう。

その点でスポーツは脳によいと言えるのですが、転倒したり、ぶつけたりして頭にダメージを受けることはとても危険です。

脳が激しく揺さぶられると、「血液脳関門（けつえきのうかんもん）」が壊れ、その結果、認知症になることがあるからです。ですから、脳震盪などはとても危険です。

血液脳関門は脳と血液の組織液の交換を制限する機構のことで、脳に有害な物質が入らないように保護しています。

しかし、脳震盪を起こすと、この血液脳関門が壊れ、脳に不純物が入りやすくなってしまいます。そのため老化物質などが入り込み、認知症を引き起こしてしまうのです。

映画『コンカッション』（脳震盪の意）はＮＦＬ（アメリカのプロ・アメリカン・フッ

トボールリーグ）の選手の脳が、度重なる脳震盪によってＣＴＥ（慢性外傷性脳症）を発症していることを突き止めた医師の戦いを描いた実話を元に作られました。

この医師の告発により、アメフト選手に付きものの脳震盪がどれほど危険なものなのかが世界的に知られるようになりました。２０１１年には２０００人以上の選手が、事実を隠蔽したとしてＮＦＬを相手に集団訴訟を起こし、２０１５年にＮＦＬは、脳震盪が原因で脳に障害が起きることを認めたのです。

アメフトだけでなく、ボクシングやアイスホッケー、サッカー、ラグビー、柔道などでも脳震盪は起こります。

ラグビーではプレー中に脳震盪を起こしても、すぐに立ち上がってプレーしますが、実はこれがよくありません。脳震盪を起こした時は、安静にして、数ヶ月はプレーを控えるようにする必要があります。

ちなみにタバコや麻薬なども血液脳関門を破壊するので、認知症を進行させる原因になります。健やかな老後を目指す方は絶対に手を出さないでください。

おわりに　悩みがツラいのは脳の酸素不足！　心の問題ではない

脳とは、調べれば調べるほど不思議な器官だと感じます。

他の臓器とは比べ物にならないほどたくさんの機能を持っていて、死ぬまで成長し続けるという特徴も有しています。情報を処理し、記憶し、それを元に考えたり、体中に指令を出したりと、非常にハイスペックな器官です。

その一方で、使わないとすぐに衰えてしまう不安定さもあります。そして偏った脳は、感情を乱したり、深刻な悩みを生み出したりします。

特に近年では、パソコンやスマホ、タブレットの普及にともなって、文字コミュニケーションが全盛期の時代です。そのために、左脳が育ちやすい環境である一方で、右脳が未熟な「ＩＴ脳」の人が増えているのではないでしょうか。右脳を使う対面のコミュニケーションの重要性が薄れ、左脳の担当である具体性のある文字情報ばかりが重要視されるようになったためです。

もちろん私は、機械そのものが悪いと言いたいわけではありません。大切なのは、その使い方。スマホの画面ばかりを見て、人とのコミュニケーションを避けてはいませんか？たとえば、いつもスマホやパソコンに頼ってばかりの人は、時には画面から目を離して顔を上げてみてください。分からないことは何でも、パソコンで調べて終わりにしてはいないでしょうか？　機械に依存し、実体験をおろそかにすることで、偏った脳ができあがってしまうのです。

これは、社会全体が、効率や合理性を追求した結果であると言えるでしょう。自分の生き方は、悩み方にも現れます。そういう意味で、現代人は、「言葉で悩み、言葉で解決しようとする時代」に生きているのかも知れません。

脳は不安定でいつだって揺らいでいます。ある脳番地を鍛えても、他の脳番地が悩みを生み出しますし、一度鍛えた脳番地も放っておくとまた衰えてしまいます。生ある限り、私たちの悩みは尽きることはないのです。

ここまで何度も述べてきましたが、悩みは心の問題ではありません。脳が成長する過程に起こる問題で、言わば、生理反応です。

そして、悩みが苦しいのは、脳が酸素不足になるためです。自分で脳を慢性的な低酸素の状態にしているからです。脳の生理反応を改善する目的で、恐れず悩みと向き合ってください。脳と向き合わずに形のない心を解決しようとして、自分の精神や心理を考えると、かえって泥沼にはまるのです。

それからもう一つ、悩みがない時でも、普段から脳をバランスよく使うことを心がけてください。

脳を成長させる栄養素は、経験です。経験は、色も形も、質量もありません。ところが情報として脳に入ると、8つの脳番地に自動的に振り分けられます。

脳の形は職業や習慣など日頃の生活から脳に情報が入ることで決まってきます。

ですから、たまには「ちゃんと脳をまんべんなく使っているかな」と、自身の生活を振り返ってみてください。脳番地を鍛える機会はあなたの身のまわりにたくさんあります。いつもの生活に少しの変化を加えるだけで、眠っていた脳番地はビュンビュンと活動するようになりますし、脳の使い方を意識するだけでも、あなたの脳はこれまでの状態から劇的に変化するでしょう。

いつもやっているパソコンで調べて知ったつもりになるのではなく、実際に自分で挑戦してみることです。実際に体験してみると、スマホやパソコンだけでは手に入らない情報を、たくさん得られるでしょう。それだけで、左脳に偏った「ＩＴ脳」は、バランスのいい「悩みにくい脳」へと近づいていきます。

また、好きなことや得意なことだけでなく、新しいことにも積極的に挑戦してみましょう。新しい刺激を絶えず与え続ければ、あなたの脳は、マンネリ化することなく成長し続けていきます。

日頃からまんべんなく脳を使うようにしていれば、突然のトラブルにも動じずに対処できるようになるでしょう。

脳を上手に使って、左脳感情と右脳感情をバランスよく育てていくことは、人生をより豊かにすることと直結しています。

あなたの脳が「悩まない脳」に一歩でも近づくことを応援しています。

平成29年6月

加藤　俊徳

STAFF
企画・進行●廣瀬和二　高橋栄造　平島実
説田綾乃　湯浅勝也　永沢真琴
中嶋仁美
編集・制作●株式会社アッシュ（谷一志）
株式会社ムーブ（鈴木涼子）
久保庭美加
表紙デザイン●TYPE FACE（渡邊民人）
本文デザイン●G-clef（山本秀一、山本深雪）
イラスト●瀬川尚志
販売部担当●杉野友昭　西牧孝　木村俊介
販売部●辻野純一　薗田幸浩　草薙日出生
髙橋花絵　亀井紀久正　平田俊也
鈴木将仁
営業部●平島実　荒牧義人
広報宣伝室●遠藤あけ美　高野実加
メディア・プロモーション●保坂陽介

加藤俊徳（かとう・としのり）

新潟県生まれ。医師・医学博士。加藤プラチナクリニック院長。

株式会社「脳の学校」代表。昭和大学客員教授。発達脳科学・MRI脳画像診断の専門家。

14歳のときに「脳を鍛える方法」を知るために医学部への進学を決意する。

1991年、脳活動計測法fNIRSを発見。現在、世界700カ所以上で脳研究に使用され、新東名高速道路走行中の脳活動計測にも成功。1995年から2001年まで米国ミネソタ大学放射線科MR研究センターでアルツハイマー病や脳画像の研究に従事。帰国後、慶應義塾大学、東京大学などで、脳の研究に従事。胎児から超高齢者まで1万人以上のMRI脳画像とともにその人の生き方を分析。2006年、株式会社「脳の学校」を創業し、ビジネス脳力診断法や脳トレシステムを開発。2013年、加藤プラチナクリニックを開設し、発達障害や認知症などの脳が成長する予防医療を実践。2017年、脳トレロボアプリ「Pepperブレイン」として、脳番地トレーニングがロボットに搭載。著書に35万部を越えるベストセラー『脳の強化書』シリーズ（あさ出版）、『脳を強化する読書術』（朝日新聞出版）『発達障害の子どもを伸ばす脳番地トレーニング』（秀和システム）『めんどくさいがなくなる脳』（SBクリエイティブ）、『100歳まで脳は成長する　記憶力を鍛える方法』（PHP文庫）などがある。

※著者によるMRI脳画像診断をご希望される方は、加藤プラチナクリニック
（http://www.nobanchi.com/）
電話：03-5422-8565までご連絡ください。

脳画像解析で1万人以上の患者を救った名医が教える
悩まない脳の作り方

平成29年8月1日　初版第1刷発行

著　者　加藤俊徳

発行者　廣瀬和二

発行所　辰巳出版株式会社
〒160-0022
東京都新宿区新宿2丁目15番14号
辰巳ビル
TEL　03-5360-8960（編集部）
TEL　03-5360-8064（販売部）
FAX　03-5360-8951（販売部）
URL　http://www.TG-NET.co.jp

印刷所・製本所　大日本印刷株式会社

ISBN　978-4-7778-1775-7　C0030